上海市公共卫生体系建设三年行动计划（2020-2022年）重点学科建设计划项目

心理和精神卫生-儿童青少年心理卫生（编号：GWV-10.1-XK19）

学龄前
注意缺陷多动障碍
诊疗模式

主 编◎张劲松

U0295505

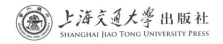

上海交通大学出版社
SHANGHAI JIAO TONG UNIVERSITY PRESS

内容提要

　　注意缺陷多动障碍(ADHD)是儿童期常见的神经发育障碍性疾病,其核心症状是注意缺陷、多动/冲动,呈慢性经过,可持续至成年。本书基于该病的国际前沿进展、指南和作者团队的研究成果撰写,阐述了学龄前 ADHD 儿童的特点及诊疗模式。全书共八章,主要包括学龄前 ADHD 的概况和病理机制、诊断和评估模式、治疗模式、执行功能训练干预、社会情感促进、家庭功能提升、社交沟通促进、医教家合作模式。作者团队来自上海交通大学医学院附属新华医院临床心理科,他们在国内最早系统地开展了学龄前 ADHD 的临床诊疗和研究,并形成了一套独特的诊疗模式,旨在为同行提供参考与借鉴。本书适合精神科、心理科、儿科以及教育等相关专业人员阅读参考。

图书在版编目(CIP)数据

　　学龄前注意缺陷多动障碍诊疗模式/张劲松主编
. 一上海:上海交通大学出版社,2024.6(2024.10 重印)
　　ISBN 978 - 7 - 313 - 29575 - 0

　　Ⅰ.①学… Ⅱ.①张… Ⅲ.①儿童多动症一诊疗
Ⅳ.①R748

　　中国国家版本馆 CIP 数据核字(2023)第 191991 号

学龄前注意缺陷多动障碍诊疗模式
XUELINGQIAN ZHUYI QUEXIAN DUODONG ZHANGAI ZHENLIAO MOSHI

主　　编:张劲松
出版发行:上海交通大学出版社　　　　　　　　地　　址:上海市番禺路 951 号
邮政编码:200030　　　　　　　　　　　　　　电　　话:021 - 64071208
印　　制:上海新艺印刷有限公司　　　　　　　经　　销:全国新华书店
开　　本:710mm×1000mm　1/16　　　　　　印　　张:9.5
字　　数:143 千字
版　　次:2024 年 6 月第 1 版　　　　　　　　印　　次:2024 年 10 月第 2 次印刷
书　　号:ISBN 978 - 7 - 313 - 29575 - 0
定　　价:58.00 元

主　编　张劲松

编者名单（按姓氏笔画排序）

　　　　　王姗姗　王　瑜　朱大倩　李　瑜

　　　　　吴芷薇　徐赟佳　陆　璐　邱美慧

　　　　　夏卫萍　曹　璇

学术秘书　巫静怡　吴佳惠

主编简介

张劲松（1966— ）

女，心理学博士，医学（精神病学）硕士；主任医师，副教授，硕士生导师；上海交通大学医学院附属新华医院临床心理科主任（首任），临床心理学教研室主任（首任）。

生长于北京，小学就读于北京钢铁学院（现为北京科技大学）附属小学，初中和高中就读于中国人民大学附属中学。1990年本科毕业于北京医科大学（现北京大学医学部）医学系，进入精神卫生研究所（现北京大学第六医院）任精神科住院医师，1992年考取王玉凤教授的硕士研究生，研究方向为儿童气质。1995年获得硕士学位（精神病学与精神卫生学专业）；2000年在美国密西根大学做访问学者期间接触到当时较前沿的儿童自我调控研究，回国后开始相关的研究。2002—2006年在职攻读华东师范大学心理系博士并获得博士学位（基础心理学），师从导师孔克勤教授，继续深入研究儿童自我调控。

1995年7月调入上海第二医科大学（现上海交通大学医学院）附属新华医院儿保科（现名为发育行为儿童保健科），曾任儿保科副主任、主任十余年直至2017年10月卸任。在儿保科有20年的工作经历，通过国家继续医学教育学习班和带教进修等多种形式，培训了众多儿保领域的专业人员，提升了儿科医师对儿童心理常见问题的诊疗能力，尤其对新华医院儿保科在心理问题/障碍的评估和诊疗技能方面的发展起到不可忽视的重要作用。在同时担任临床心理科主任期间，带领临床心理科医师开发的心理评估方法至今仍大部分被儿保科使用。

2007年12月创建了新华医院临床心理科，2018年底成立了临床心理学教研室。带领临床心理科的年轻医师服务从－1～100岁全年龄阶段，以儿童青少年的心理问题为特色，着重在注意缺陷多动障碍与精神障碍、心理创伤共病的诊疗领域开展研究并服务于临床。

临床研究主要分为三个阶段：第一阶段为儿童气质，引进了1月龄至12岁的儿童气质评估方法和青少年气质评估；第二阶段为儿童自我调控；第三阶段涉及儿童青少年的情绪失调、聚焦注意缺陷多动障碍与对立违抗性障碍/品行障碍共病的冷漠无情特质。承担多项研究，发表论著100余篇。主编多部专业书籍，包括教育部规划教材《学龄前儿童心理健康指导》和《0—6岁儿童社会情绪发展指导》。

现主要学术兼任：中国心理卫生协会心理治疗与心理咨询专业委员会副主任委员/儿童心理治疗专业委员会常务委员，中国学生营养与健康促进会心理健康分会副主任委员，中国残疾人康复协会心理康复专业委员会常务委员，中国女医师协会心身医学与临床心理专委会委员，上海市心理卫生学会副理事长，上海市医学会心身医学专科分会委员，上海市医师学会精神科专业委员会委员，上海市医院协会第四届精神卫生中心管理专业委员会委员等职。眼动脱敏再加工治疗（EMDR）中国负责人，EMDR亚洲委员会副理事长。

曾任：中华医学会儿科分会发育行为学组委员，中国心理卫生协会心理咨询师专业委员会常务委员，中国妇幼保健委员会儿童康复专业委员会副主任委员/儿童神经发育障碍防治专委会常务委员，上海市医学会精神科分会儿少学组副组长，上海市医学会儿科分会发育与行为专业委员会委员副组长，上海市预防医学会儿少卫生专业委员会委员。

序 一

自 2013 年美国《精神障碍诊断和统计手册(第 5 版)》(DSM－5)发布以来,注意缺陷多动障碍(ADHD)已被普遍认为是一种影响个体全生命周期的神经发育障碍疾病。世界 ADHD 联盟报告,ADHD 发生在 5.9％的儿童青少年和 2.5％的成年人中。美国疾病控制与预防中心在对其全国性样本的家庭进行面对面访谈中,报告 3～5 岁学龄前儿童的 ADHD 患病率为 2.1％～2.5％。目前,大家对学龄前 ADHD 儿童的特点了解较少。因此,张劲松教授主编的《学龄前注意缺陷多动障碍诊疗模式》一书的出版,对于与学龄前 ADHD 儿童打交道的人们来说,是一本很好的参考书。

本书主编张劲松教授有着深厚的医学和心理学学术背景,是国内知名高校培养的医学本科、研究型硕士和心理学博士,又有 30 多年相当丰富的临床实践经验。她领导的团队知识结构和年龄结构合理,具有较强的探索精神、整合能力以及与国内外优秀团队沟通和交流的能力。此书由他们撰写,是再恰当不过的了。张劲松教授和她领导的团队结合自己多年的儿童发育、儿童精神和儿童心理学的理论知识和丰富临床经验,全面系统地介绍了学龄前儿童的 ADHD 的病理机制、诊断评估和鉴别诊断以及药物和非药物治疗的方法和技能,尤其在非药物治疗方面内容丰富、全面。该书可以用来帮助临床医师、心理治疗师、ADHD 家长及幼儿园老师更好地干预和管理学龄前 ADHD 儿童。

所以,我很高兴向大家推荐这本书,期待它在推动我国精神卫生、心理健康和儿童保健事业,以及学龄前儿童 ADHD 的规范化诊断和治疗干预方面发挥最大的作用。

北京大学第六医院/精神卫生研究所　王玉凤教授

2024 年 2 月 18 日

序 二

 注意缺陷多动障碍(ADHD)是儿童青少年常见的慢性神经发育障碍,对健康和生命质量的危害性较大。我国对 ADHD 的高度关注大多限于学龄儿童,对学龄前儿童的诊疗尚未引起足够的重视。近年提出的复杂型 ADHD 的发病年龄可在 4 岁以前,这促使临床医师开始对 ADHD 的诊疗年龄端口前移至学龄前期,而此书作为我国第一部 ADHD 学龄前期临床诊疗类专业书籍,它的出版非常及时地弥补了我国在 ADHD 学龄前儿童临床实践之不足,更完善地推动了 ADHD 全生命周期的健康管理。

 在《学龄前注意缺陷多动障碍诊疗模式》一书中,作者团队根据学龄前儿童 ADHD 症状的频率特点进行多维评估、二维诊断,并提出我国 ADHD 的诊断年龄和标准,同时又阐述了该年龄的共病及鉴别诊断,以及多元化、系统化和长期化的治疗方案,分享了作者团队独具一格的社交情感团体治疗方案,是一本值得临床医师一读的好书。

 张劲松教授多年来在儿童精神、发育行为儿科和儿童保健领域辛勤耕耘,具有丰富而扎实的临床经验。我坚信该书的面世将进一步提升和开拓我国 ADHD 领域的临床实践,促进各学科的学术交流,并在规范我国学龄前儿童 ADHD 的诊疗中起到示范性作用,故此书是作者的一部重磅佳作,强烈推荐。

上海交通大学医学院附属上海儿童医学中心儿保科/

发育行为科首任主任　**金星明教授**

中华医学会儿科分会发育行为学组首任组长

2024 年 2 月 26 日

前　言

　　20世纪70年代末期,在我初中时的一个周日深夜,急促的敲门声和说话声将我唤醒,原来是父母挚友的小儿子从天津扒火车找到北京,又不知用什么方式从北京火车站到了十几公里外学院路上我家所在地(当时的北京八大学院之一)的大门口,当时北京的半夜没有公共交通。他当时才八九岁,竟然记得我父亲的名字,对门卫说要找张××,幸好我父母是老职工,门卫很容易就问到我家住址并将他带来。是什么原因促使一个还这么小的孩子竟然有这么大的勇气离家出走?我隐约地听到他在门外说他爸爸把他的屁股打得皮开肉绽还撒上盐,不逃离就害怕要被打死了!为什么下如此重手?他父亲是一名著名高校的教师(原本也在我家所在的高校任教,后来因其家在天津而调回),母亲是工程师,均为人友善。大他2岁的哥哥文文静静,兄弟俩自学龄前就多次被父母从天津带到北京玩,我们在一起玩得很高兴。幼年的他虎头虎脑很可爱,但就是"太淘气",印象中到我家做客时的行为表现不算太过分(估计是短时间内能控制),在自己家的邻里间和幼儿园虽然有时恶作剧却也能被管得住。但上学后,他就经常被老师告状,原因诸如上课不听、爱捉弄同学、恶作剧之类的行为,父母严加管教对其没少打骂,但作用持续不了多久,又变本加厉地跟老师作对,直至再次肇事。在被更严厉地一顿打后,他逃到了北京。我因第二天上学且住宿,就未见到他,以后也无缘再见面。父母之间有时电话联系和节日问候,我偶尔听闻些消息。曾听说他高中毕业后难以在正规单位中工作,就自己摆摊自食其力,还算比较孝敬父母。十几年前我回北京探亲,闲聊中突然听母亲说他已经被处决了,我十分意外且唏嘘!他哥们义气重,人单纯,不会主动欺负人,但却头脑简单、很冲动。这次案件是因被哥们儿叫去打群架致人死亡,因此受到了严厉的判决。我回忆他的经历后,确认他是一个从幼年起就发病的注意缺陷多动障碍(ADHD)患者,并且持续直至成年，疑似幼年期与对立违抗、学龄期与品行障碍共病，他从来没有就诊过。美国精神病协会是在1980年提出ADHD的诊断名称，包括注意缺陷和多动/冲动两个症状群，此后我国才逐渐开始诊断和研究多动症，有诊疗能力的专业人员屈指可数。

1992年我师从王玉凤教授开始研究儿童气质，托马斯和切斯的《3～7岁的儿童气质量表》中的活动水平和注意分散度似乎是当时唯一衡量儿童活动和注意的方法，对于那些有过分好动和注意力分散特点的宝宝被认为是气质的极端特点，从气质的角度予以解释和指导。20世纪90年代儿童多动症逐渐成为儿童精神科门诊的常见病种，即便ICD-10关于多动性障碍的诊断标准要求在7岁前起病，但国际上很少有对7岁前幼儿ADHD的研究，国内几乎不对幼儿做ADHD的诊断，甚至很多儿科大夫误以为7岁前不能诊断。

那时，儿童精神科医生很少有机会看到6岁前的儿童。由于社会对精神障碍的偏见和认识不足，学龄前幼儿的家长很少会因心理行为问题，尤其是好动而带孩子到精神科专科医院就诊的；除非是比较严重的异常，如典型孤独症、智力发育迟滞等严重的精神障碍才会被家长重视。家长要么认为幼儿好动、分心是正常现象，甚至认为好动是聪明的表现，要么到儿科就诊。老师则认为是孩子缺乏家教。虽然当年也有先见之明的儿保科专家较早开始诊疗多动症，但基本上认为学龄前不能被诊断为ADHD，其他相关领域的专业人士更是对儿童ADHD缺乏认可。

我从事精神科工作30多年，先是从成人精神科起步，然后被王玉凤老师引入儿童精神科的世界。研究生毕业后曾经有因家庭原因从精神科跨进儿保科的十余年工作经历，让我有机会接触到很多6岁以下婴幼儿的心理行为问题或精神障碍。我在2002—2006年攻读心理学博士期间，自选课题研究幼儿自我调控，又进一步奠定了对执行功能的认识和对学龄前ADHD神经心理学研究的基础。虽然我不知何时就早已在临床进行学龄前ADHD的诊断，但苦于没有专门的评估和后续的干预，只能对家长进行一般性心理教育和随访。随着临床诊疗经验和初步研究结果的不断累积，当看到很多学龄前有ADHD症状儿童的家长被告知不能诊治时的无奈，以及缺乏有效干预方法时的无助，并且对那些有严重学龄前ADHD共病的幼儿如果不干预则远期结局不良时的担忧，我意识到应在学龄前进行ADHD的规范诊断和临床研究。

2013 年,上海交通大学附属新华医院(简称"上海新华医院")儿童健康重点实验室时任掌门人张军教授组织骨干设计未来几年的研究方向并予以资助,我借机提出了这个研究想法。我的想法和研究计划得到了科室团队的响应,并得到了王玉凤教授的首肯和支持,以及儿保领域发育行为儿科专家也是ADHD 专家的金星明教授的鼓励。

上海新华医院临床心理科 2007 年底注册成立,2008 年开始门诊,我是创科主任,服务人群从儿童到成人,以儿童为特色。2013 年启动学龄前 ADHD的临床研究时,科室的骨干医师虽然工作时间短但有干劲,我们带领研究生参考国际研究进展,引进国际先进理念和技术,研发自己的方案,经过几届研究生的研究接力,后来又有年轻心理治疗师的加入,发展出了具有上海新华医院临床心理科特色的学龄前 ADHD 的系统性诊疗模式,并且在我负责的国家继续医学教育和全国学术会议上介绍、推广,得到了广泛好评。

2020 年我获得了《上海市公共卫生体系建设三年行动计划(2020—2022年)重点学科建设计划项目:心理和精神卫生—儿童青少年心理卫生》(项目编号:GWV‐10.1‐XK19)的资助,编写此书是其中的内容之一,希望将学龄前 ADHD 的评估和治疗做一个系统总结并介绍给同行。参编的本科室团队包括精神科医生和心理治疗师,她们虽然年轻,但都是亲自在做与所写部分相关的工作,如夏卫萍医生和邱美慧医生有丰富的临床诊疗经验,以及情绪团体和执行功能治疗的经验;心理治疗师王姗姗从刚工作就参与了临床研究和团体治疗,已经成为经验丰富的治疗师,跟我一起正在接受新森林治疗培训师的培训。此外,陆璐的正念教养、曹璇的家庭治疗都各具特色。

我们科室人员不擅长躯体疾病和营养学,但曾在儿保科的工作经历使我一直很重视儿童的生理状况,所以邀请了参与该项目的复旦大学附属儿科医院心理科朱大倩副主任医师及其团队、上海交通大学医学院附属儿童医院儿保科王瑜主任医师,请她们各自编写擅长的部分。心理治疗师巫静怡和吴佳惠作为临时秘书负责收集各位作者的书稿并整合、整理参考文献等繁琐之事。从 2021 年初开始计划写书,因多种原因拖延至今才完成。

特此感谢所有参与上海新华医院临床心理科学龄前 ADHD 研究和工作的同事、研究生,支持过我们的科外人员,以及参加过研究的家长和儿童!

ADHD 从幼儿至成年,全年龄阶段的诊疗是我科室的一大特色。成年历程中坎坷的病例我看了很多,典型的和共病的案例如能在幼年时被早发现、早干预,则能改善人生之路,提高生命质量,希望悲剧少发生。

　　本书适合从事儿童精神卫生、儿科中儿童心理和发育行为方向及儿童临床心理相关专业的临床人员阅读,也欢迎对 ADHD 有兴趣的人士阅读。

　　本书为学龄前 ADHD 临床诊疗的专业书籍,书中一定有诸多待改进之处,欢迎读者看后提出宝贵意见!

张劲松

2024 年立春前后

目　录

第一章

学龄前注意缺陷多动障碍的概况和病理机制

第一节 概 况

一、定义

注意缺陷多动障碍（attention-deficit hyperactivity disorder，ADHD）是儿童期最常见的精神心理障碍，2013 年美国精神病学会发布的《精神障碍诊断和统计手册（第 5 版）》（Diagnostic and Statistical Manual of Mental Disorders，5th Edition，DSM‑5）将其列入神经发育性障碍，定义为"以与年龄和发育水平不相符的注意力不集中、多动/冲动为主要表现，并可影响患儿的日常生活、社交及学业成绩"等。ADHD 的临床表现可分为以注意缺陷为主要表现、以多动/冲动为主要表现和混合性表现三种状态。ADHD 起病于 12 岁前，多数在学龄期被发现，可持续至青春期和成人期。有些儿童在幼儿时期就已经表现出显著的 ADHD 症状，若达到诊断标准也应被诊断为 ADHD。《国际疾病分类（第 11 版）》（International Classification of Diseases，11th Edition，ICD‑11）也将 ADHD 列入神经发育性障碍，对起病年龄未做具体限制，仅称"在生长发育期（通常是中期）起病"。

二、患病率

ADHD 在学龄儿童中的患病率为 3%～7%，我国 6～16 岁儿童 ADHD 患病率为 6.4%。但对学龄前儿童的 ADHD 患病率调查很少。美国疾病预防与控制中心在 2013 年发表的《儿童精神健康监测报告》中报道了美国学龄前儿童的 ADHD 患病率，在对全国性样本的家庭进行面对面访谈中，发现

3～5岁儿童ADHD患病率为2.1%～2.5%。学龄前儿童ADHD患病率较学龄儿童低的主要原因可能有：

（1）研究较少，未被充分认识。在过去很长时间中，在学龄前诊断ADHD被认为不可靠。学龄前儿童的行为问题通常在儿科就诊，尽管ICD-10和DSM-Ⅳ并未限制ADHD的最低诊断年龄，但大多儿科医师一直以为ADHD不能在学龄前被诊断。直至2013年DSM-5颁布后，美国儿科学会发布了儿童ADHD的诊疗指南，明确诊断年龄可以低至4岁，但不建议儿科医师对4岁以下儿童做诊断。在其他诊断系统中，ADHD的诊断年龄可低至3岁。

（2）难以与学龄前儿童的正常发展相鉴别。多动/冲动在学龄前较常见，程度较轻的儿童，难以与正常发展有明确的界限划分，往往被认为是幼儿时期的正常现象，家长和老师抱着等长大些就会好的态度。

（3）症状到学龄期才逐渐显现。学龄前期的生活和学习环境较为宽松，程度轻且某些功能良好的儿童，在宽松环境中或在自己擅长的领域做感兴趣的事情，并未表现出明显的症状。

三、诊断的可靠性和病程

ADHD的临床症状在学龄前儿童中具备良好的实证性，是一个慢性的神经发育过程。从遗传学研究到纵向追踪研究，均支持ADHD可在学龄前做诊断，而且诊断具有相当高的稳定性。研究显示，ADHD具有高度的生物遗传学基础，在儿童2～3岁时即可表现出来，并且对学龄前儿童的ADHD诊断功能相当稳定。

研究发现，至少80%达到诊断标准的学龄前ADHD儿童在进入学龄期后持续存在ADHD症状。最有影响的是美国国立精神卫生研究院支持的一项学龄前ADHD治疗研究（the Preschoolers with ADHD Treatment Study，PATS），最小的儿童是从3岁被诊断后开始随访的。结果显示，尽管3年后症状减轻但仍相当稳定地维持在中-重度的水平，6年后仍有89%的中-重度儿童符合ADHD的症状和损害标准，最终结论是学龄前ADHD在6年内是一个相当稳定的诊断。即便经过了家长训练和药物治疗，在随后的6年随访研究中，90%最初诊断为中-重度的学龄前ADHD儿童，在进入童年的中至后期仍继续被诊断为 ADHD。就整体样本而言,尽管症状的严重程度有所下降,但仍维持在中-重度的临床范围。

因此,早期发现并及时干预有利于儿童更好的发展,尽管大概率是不能转变 ADHD 的诊断,但如果不干预则会增加功能损害和共病的发生风险。Daley 等研究显示,学龄前 ADHD 儿童如果症状未获得有效改善,在学业上的困难可一直持续至青春期。Shannon 等对学龄前 ADHD 儿童的追踪研究发现,早期的 ADHD 症状预示以后的焦虑症状。

四、共病

ADHD 与躯体疾病和其他类型精神障碍的共病率都很高,但数据差异很大,而且对学龄前 ADHD 共病率的研究较少,总体在 40%～80%。包括对立违抗性障碍(oppositional defiant disorder, ODD)、品行障碍(conduct disorder,CD)、抑郁障碍(depressive disorder)、焦虑障碍(anxiety disorder)、抽动障碍(tic disorder,TD)和强迫症(obsessive-compulsive disorder)(6%～15%)。PATS 的结果显示,与对立违抗性障碍或品行障碍共病是 ADHD 诊断稳定性的最强预测因素。

66%的 ADHD 儿童至少与一种精神障碍共病,包括学习障碍(learning disability)占 56%、睡眠障碍(sleep disorder)占 23%、对立违抗性障碍占 20%、焦虑障碍占 12%。大约每 8 个 ADHD 儿童有 1 个(13%)与孤独症谱系障碍(autism spectrum disorder,ASD)共病。

(张劲松)

第二节　病理机制

一、孕期和围产期不利因素的影响

在整个孕期,胎儿的神经元迁徙、轴突延伸、突触形成均十分活跃。除与其他器官一样在孕早期有致畸敏感性以外,整个围产期的不良因素都有可能累及胎儿的神经发育过程,导致脑功能障碍,从而成为 ADHD 的高风险因素和重要致病因素。

孕产期妇女身心变化较大,部分人会有明显的身体不适。家庭支持缺乏、工作压力大等不利因素均会导致负性情绪,从而对孕产期造成不良影响。其他不利因素包括孕妇的不良生活方式、健康问题,以及服用某些药物和环境污染等。

(一) 母亲负性情绪的影响

孕期母亲的焦虑抑郁等心理问题与儿童神经心理疾病相关。

1. 动物研究

孕期母亲的焦虑水平可增加子代发生心理行为问题的风险。在神经发育敏感期,与母亲焦虑和(或)压力会影响相关激素的分泌,进而限制神经系统正常的生长发育,改变其出生前的发育路径,导致出现 ADHD 等心理行为问题的风险增加,并且这种风险的增加独立于遗传因素。但是否真正致病取决于遗传倾向、后天环境(积极环境或消极环境),以及与照顾者的互动等因素的综合作用。

2. 临床研究

怀孕期间母亲的压力与焦虑水平越高越不利于子代的神经发育,对男孩的负面影响更大。

母亲在怀孕期间如果存在高度焦虑,那么儿童在婴儿初期气质特征、认知特征、注意力调节、ADHD 症状、情绪行为管理等方面都会受到影响。

如果不重视孕期母亲的情绪状态,可能会导致儿童(尤其是男孩)大脑发育的正常生理过程发生改变。而子代神经发育水平滞后可引起认知发育受损和 ADHD 等问题,不利于儿童的健康成长。其中孕 12~22 周较为关键,这一时期对于揭示母亲焦虑与男孩持续注意力/自我调节之间的关系至关重要。

在人类大脑的发育过程中,重要部位神经元的增殖、迁移和分化都发生在怀孕后 8~24 周,如前额叶皮质(prefrontal cortex,PFC)以及与其相连的大脑皮质下的区域(如海马、杏仁核、ACC、脑干、基底神经节)。在脑回路发育时,母亲的情绪状态可能会改变 PFC 的功能。

高水平的焦虑可能导致内侧 PFC 发育受损。该缺陷可能与 PFC 相互作用的皮质下系统的功能障碍有关,如基底神经节、丘脑、边缘系统等。

母亲在孕期的焦虑会与儿童未来的注意任务中表现的冲动性以及在智

力测验中的较低得分显著相关,尤其对于本身就存在 ADHD 特质的母亲,更应高度重视孕期的焦虑与压力问题。

(二) 母亲生活方式的影响

过度饮酒可造成胎儿酒精综合征、小头畸形、心脏和骨骼畸形,以及婴儿低出生体重、神经发育迟缓,ADHD 的患病风险增加近 2 倍。

母亲吸烟或暴露于二手烟的环境中,胎儿血供会明显减少,导致低出生体重及出生后情绪行为异常的情况发生。研究发现,母亲孕期吸烟,子代患病风险增加 2～3 倍,父亲吸烟子代患病风险增加 1 倍。

孕期和哺乳期母亲超重、肥胖及高脂肪饮食与子代的神经发育障碍(精神发育迟滞、孤独症、ADHD 等)存在明显的相关性。具体机制包括:①母亲肥胖和高脂肪饮食会引发神经系统炎症反应,增加氧化应激;②葡萄糖、胰岛素功能失调,瘦素信号紊乱;③5-羟色胺和多巴胺信号失调;④神经突触可塑性改变。

(三) 母亲和子代健康问题的影响

如果母亲和子代存在健康问题,儿童 ADHD 的发生率高于健康人群;母亲心肺疾病可导致胎儿宫内窘迫;糖尿病母亲其子代神经和心脏缺陷的风险增高,部分会存在语言和神经发育性障碍;甲状腺功能减退孕妇子代的神经发育相关问题的风险增加。

宫内感染与新生儿颅内出血、脑白质软化以及脑瘫的发生有关;弓形虫、风疹病毒、单纯疱疹病毒等均可导致包括 ADHD 在内的神经发育性障碍。

新生儿阶段的脑缺氧缺血或出血性损伤、高胆红素损伤、围产期感染和脑损伤等,均可能成为神经发育性障碍的重要影响因素。

(四) 分娩方式的影响

有研究者认为剖宫产使胎儿失去了产程和分娩过程中的挤压经历,影响母婴关系、新生儿功能、感觉学习以及儿童感觉统合的能力,并推测剖宫产对儿童神经精神疾病有近期和远期的影响。还有研究者比较了不同产式 ADHD 儿童的智力情况,但由于更需考虑剖宫产儿童所具备的高危特征,如早期胎盘因素、胎儿生长情况等在 ADHD 发病中的作用。因此,纯粹分娩方式对儿童神经心理发展的影响仍有待进一步确认。

(五) 药物和环境污染的影响

孕产期使用抗肿瘤和抗代谢药、抗癫痫药物(如苯妥英钠、苯巴比妥等)均可能导致子代认知发育受损。

如果孕产妇吸毒,除新生儿出现戒断症状之外,还可影响婴幼儿神经认知发育,进而导致包括 ADHD 在内的行为问题。

铅暴露与 ADHD 之间的关系是研究最为广泛的领域之一。铅是一种作用较强的神经发育毒素,早期高水平的铅暴露可引起孕妇流产及胎儿畸形的发生。较低水平铅暴露除引起胎儿早产及低出生体重外,还可造成脑细胞膜结构和功能受损,影响额叶—纹状体通路中的多巴胺神经元,对神经行为发育存在不良影响。金属汞经人体胎盘转运对子代神经发育产生不利影响。妊娠晚期暴露于大剂量放射线也可引起胎儿出生后生长发育迟缓和行为改变。

脑的发育是一次性完成的,孕产期的不利因素将造成不可逆的影响,不仅影响子代的出生结局,还可能对子代产生持续的远期影响。因此,孕产期的这些不利因素也可能作为一种高风险因素或致病因素参与学龄前儿童 ADHD 的发生。

二、社会心理因素的影响

影响 ADHD 的社会心理因素包括个体的社会心理特征、不当的养育方式、父母心理健康问题、不良的社会环境、家庭不和睦或家庭关系紧张、重大生活事件等。这些是导致儿童发生 ADHD 的直接原因,也可能是学龄前儿童出现 ADHD 症状的影响因素,对 ADHD 症状的发生、发展以及预后均存在影响。

(一) 个体的社会心理特征

从个体层面来说,性别、智力因素、气质特征以及社交技能等均可能影响 ADHD 的表现和预后。

患 ADHD 的男孩是女孩的数倍,症状的性别差异更多体现在多动/冲动上,男孩比女孩有更多的多动症状,被停学、劝退以及遭遇排斥和攻击的风险更大。整体而言,ADHD 混合型的男孩比同类型的女孩情绪障碍共病风险更高;而相较于同类型男孩,以注意缺陷为主要表现的 ADHD 女孩共病焦虑的风险更高。

智商较高的儿童因为工作记忆更好、执行功能的损害更少，从而能弥补核心症状带来的不足，使其学业仍有较好的排名。

在社交层面，ADHD 症状本身会增加对同伴拒绝的敏感性，对社会接纳产生的反应更少，难以注意到相关的社交信息，更多消极的社交预期和误解他人意图，以更高攻击性的方式回应他人。消极的同伴关系不仅加剧了适应问题，还提高了核心症状的水平。

相反，积极的同伴关系、社交接纳和幼儿园/学校经历，以及文化传统/宗教信仰等，都可能对儿童起到保护性作用，促进 ADHD 的正性转归。

在更为接纳和支持的社交环境中，ADHD 儿童能获得更积极和健康的发展。ADHD 并非儿童道德和纪律的缺点，儿童表现出的不足并非完全源于他们不愿努力或不配合。因此，不应给他们贴上"不愿遵守纪律""成绩差""行为恶劣"这样的标签。相反，应充分接纳和照顾这些儿童，提供针对性和有效性的训练，帮助他们克服困难和适应环境，这对儿童、家庭和社会都有着重大的意义。

（二）父母和家庭的影响

父母的养育方式、心理健康水平、文化水平都是影响 ADHD 儿童的重要因素。

在关于对 ADHD 儿童家庭风险因素的荟萃分析中发现，良好的养育方式、安全的依恋方式、良好的情感支持、正性和合理的期望、父母较少的心理健康问题、母亲性格外向、核心家庭类型、父母的文化程度较高，可降低儿童 ADHD 的发病风险。建立安全的依恋关系有助于减轻 ADHD 的症状，更好地推动个体的发展，减少问题行为，并促进良好的预后。

相反，可能与 ADHD 相关的风险因素包括：早期依恋关系不佳、母爱剥夺、不当的抚养方式、家庭结构不佳、离异和单亲家庭、父母的教育程度不高、父母患有 ADHD、母亲的抑郁状态、家庭经济情况不佳、童年不良遭遇、被虐待等。多项研究对环境因素进行分析比较后发现，父母的养育方式被保留了下来，提示父母养育方式的重要性。

针对父母养育方式的研究发现，福利抚养机构儿童的 ADHD 发病率高于普通家庭抚养儿童，提示早期照养不足是 ADHD 的风险因素。而在普通家庭中,不当的抚养方式包括互动不足、过度约束、过于严厉及更多惩罚性的养育方式和缺乏一致的管教等。对小儿的过度要求会导致其情绪紧张压抑,易诱发或加重注意分散、活动过多、冲动任性等表现,过于严厉的教养会让儿童失去发展自我调节能力的机会,使儿童冲动、暴力地解决问题。

良好的养育方式能够增进父母与子女间的互相理解。接纳和回应性的养育方式包括温暖、支持、鼓励、准确回应需求等,能够显著提升儿童的执行功能、注意调控能力和共情能力,同时减少情绪问题。

(三) 其他因素的影响

其他一些环境因素也被认为是危险因素,如环境毒物、铅暴露水平与注意缺陷和多动/冲动存在低至中度的相关性。轻度铅中毒患儿可以表现为注意力不集中、记忆力减退;铅含量水平高的儿童患 ADHD 的风险是正常同龄人的 2 倍;在日常生活中,汽车废气、质量不佳的文具和玩具都可能有较高的铅含量。如果儿童同时受到二手烟和高浓度血铅的影响,患病风险可为正常同龄人的 8 倍。锌、铁、铜等是儿童生长发育不可缺少的营养物质,且被认为与 ADHD 有一定关联,但目前证据尚显不足。

食用糖一度也被认为是 ADHD 的影响因素,但并无足够的证据表明二者存在关联。

高添加剂食物也是父母担心的影响因素,脂肪酸与精神心理问题之间的联系一直是研究的热点问题。在 ADHD 患儿中,观察到存在饱和脂肪酸水平升高,而不饱和脂肪酸减少的现象,但关于 ADHD 与不饱和脂肪酸之间关联的研究尚无定论。尽管如此,给予 ADHD 儿童均衡的营养仍是养育方式中重要的一部分。

(夏卫萍)

第三节　功能损害

一、个人生活和社会功能受损

个人生活和社会功能受损是指学龄前 ADHD 儿童因症状而难以达到符

合其发育水平的生活技能和社会技能。

（一）生活功能受损表现

ADHD症状对幼儿自身生活的不利影响令其自理能力较同龄人差,管理自己的进食和睡眠有困难。幼儿注意缺陷的表现如下:①缺乏条理性,可表现为乱扔乱放玩具、文具等应该可以自己整理或保管的东西;②难以遵循步骤和要求完成任务,对需要花些时间、耐心和仔细做的事情显得不耐烦、容易放弃;③经常因粗心出错,如穿衣服和系扣子往往比同龄儿童慢,容易系错扣子或反穿衣服,画画或吃饭时经常将笔墨、颜料或饭粒弄到衣服上。多动/冲动的表现如下:①经常不小心将东西碰倒、掉到地上,或因过于莽撞而受伤;②吃饭时坐不住、四处跑动;③对喜欢吃的东西无节制;④睡眠时因兴奋难以控制而不愿上床睡觉,或是躺在床上需要较长时间才能入眠。

因ADHD症状导致孩子发生的这些困难,家长会嫌孩子动作慢、做不好,或是担心孩子损坏东西或弄伤自己,因而经常包办代替(如一直帮孩子穿衣服、喂饭),或是限制其应该做的(如不让其参与简单的家务或外出活动)。

（二）社会功能受损表现

社会功能指人际交往和适应社会的能力,学龄前儿童通常体现在同伴关系、社交技能、适应家庭之外环境的能力。

ADHD幼儿由于过分好动/冲动和注意力问题,在与同伴交往中常因招惹、干扰他人,缺乏交往技能或交往方式不当,或无法遵守游戏规则等,导致同伴关系疏远或易引发冲突。ADHD儿童的社交知觉受损,具体表现为捕捉社交线索的能力较差,注意不到别人的情绪变化和需求,或是自己的情绪容易失控而与同伴发生冲突;对社交礼仪记不住或做不到,在需要遵守规则的社会环境中(如在商场、影院不可乱跑或大声喧哗)经常控制不住自己的冲动行为,即使知道规则也难以遵守,或是因工作记忆受损很快忘记家长事先的叮嘱。

二、家庭功能受损

ADHD儿童的家庭功能受损,具体表现为缺乏相互支持、角色分工、协作和情感投入,矛盾冲突频繁等问题。一方面,因本身存在家庭功能缺陷,很多

ADHD 儿童的父母自身也有 ADHD 症状或符合诊断,或存在其他心理问题或障碍。我们的研究显示,学龄前 ADHD 儿童父母的焦虑、抑郁水平较高,父母的心理健康状况与 ADHD 儿童核心症状的严重程度存在一定的相关性;执行功能在情感控制、组织条理、行为管理方面低于正常组儿童的父母。这样的父母难以足够好地承担照养责任,而且孩子的问题更加剧了家庭功能的缺陷。另一方面,ADHD 儿童的家长要花更多时间照料孩子,尤其在进入幼儿园需要更系统地学习、更多地社交后,孩子的问题凸显,家长的教养压力增加,从而导致家庭冲突加剧,使家庭原本稳定的关系出现失衡、功能受损。

三、执行功能受损

执行功能(executive functions)是指个体在实现某一特定目标时,以灵活、优化的方式控制多种认知加工过程协同操作的认知神经机制。执行功能包括注意和抑制、工作记忆、计划、决定、监控等一系列复杂的认知结构,负责高水平活动的控制过程,这些过程对于设立特定目标并通过排除干扰达到最终目标是必需的。普遍认可的执行功能的三大成分是抑制控制、工作记忆、认知或心理灵活性。围绕这三大成分,儿童早期执行功能技巧主要包括问题解决能力和其他能力,如反应抑制、延迟满足、自律性、灵活性、组织计划、转换等。

执行功能在学龄前期发展迅速,主要包括自我调节、冲动控制、工作记忆和灵活性等。学龄前 ADHD 儿童的执行功能也会受到影响。利用综合问卷评估和操作性评估方法,国外学者及我们的研究均证明 ADHD 对学龄前儿童的执行功能造成广泛的损害,如工作记忆、抑制功能、语言功能、视觉空间功能、感觉运动能力和推理任务等,其中抑制功能和工作记忆因子的受损最为突出。总体而言,大多研究结果表明,学龄前 ADHD 儿童在执行功能方面存在两个明显的核心缺陷,即抑制控制和工作记忆缺陷。

不同类型 ADHD 儿童的执行功能均较非 ADHD 的健康儿童受损,而且执行功能中各成分的受损程度不同。

ADHD-混合表现(ADHD-C)儿童的功能受损最严重,尤其在工作记忆、组织计划、元认知方面的能力最差,而以注意缺陷为主要表现(ADHD-IN)和以多动/冲动为主要表现(ADHD-HI)的两类儿童在这三方面的受损则相当。我们对学龄前 ADHD 儿童执行功能的研究显示,ADHD - C 儿童在测试中的叙事记忆、抑制性、心理理论较正常组差,推理能力较 ADHD - IN 儿童受损更重,空间能力较 ADHD - HI 儿童更差。

ADHD - HI 儿童的抑制功能受损显著,儿童在测试中完成雕塑测试、延迟的能力较正常组差,而这两方面与抑制性差有关。

注意力受损则对工作记忆和组织计划的影响更大。

四、情绪功能受损

情绪功能指情绪的加工(也称处理)能力,包括情绪反应和情绪调控两大过程。情绪反应涉及对情绪的识别和理解,而情绪调控(emotional regulation)包括对情绪的监督、评价和调整情绪反应的过程,以适应社会的方式调整情绪的表达。情绪调控需要情绪觉察、抑制、注意转移。

ADHD 儿童的情绪反应和情绪调控能力均可受损,尤其是情绪调控功能受损更明显。ADHD 儿童的情绪失调表现为低挫折耐受性、无耐心、发脾气或容易兴奋。非正常的发脾气和易激惹是 ADHD 儿童中常见的情绪不稳定表现。

我们的研究显示,学龄前 ADHD 儿童的情绪控制能力弱于正常对照组儿童。学龄前 ADHD 儿童情绪调控受损与 ADHD 症状相关,即便在控制了智商、年龄、性别和对立违抗的问题后,家长和老师报告情绪调控仍与 ADHD 的症状显著相关。

情绪调控功能低与 ADHD 的注意缺陷和过分好动有关。即情绪调控较差的儿童,不注意的症状也较明显;而情绪调控良好的儿童则不注意的程度较轻。总之,多动症状越严重的学龄前 ADHD 儿童,执行功能问题越多且情绪调控越差。

冷漠无情(callous-unemotional)指个体的共情和情绪反应降低的特质。如,不在乎自己的行为,不在乎别人的感受,做错事后缺乏悔意和愧疚,不会表露自己的情绪。冷漠无情特质与品行障碍或对立违抗性障碍的关系密切,若 ADHD 儿童具有高冷漠无情特质则对品行障碍或对立违抗性障碍有预示性。高冷漠无情特质的儿童在情绪识别上与正常对照有差异,尤其对恐惧情绪,高冷漠无情特质的学龄前幼儿表现出识别缺陷。研究显示,4～5 岁的学龄前 ADHD 儿童相较于普通对照儿童,表现出更高的冷漠无情特质,这一特质对 ADHD 具有中度的诊断价值和可接受性,提示在学龄前阶段评估冷漠无情特质可以帮助临床医师更准确地理解 ADHD 儿童的症状表现(如喜欢招惹他人或攻击),从而为他们制订更精准、有效的干预和治疗策略,以早期预防对立违抗性障碍或品行障碍的发生。

● **案例 1-1**

（本案例仅提供主要信息,隐去或省略了一些敏感性和更具体的信息。）

男孩,4 岁 4 个月,近一年因过分好动而就诊。

【现病史】3 岁半开始上幼儿园,在幼儿园上课坐不住,经常离开座位甚至跑到教室外乱窜,即使有时可以坐在椅子上但却扭动不安,难以跟着集体活动,在家也难以做安静的活动,在外面喜欢奔跑,手脚不停;集中注意时间通常仅几分钟就要走开;缺乏耐心,做事情经常有始无终,遇到困难就放弃;经常不小心犯错误,如掉东西;喜欢妹妹,但经常喜欢时就捏妹妹的脸以致把妹妹弄哭;情绪总体良好,容易兴奋,偶尔发脾气但可很快自行缓解或容易被哄好;言语表达能力良好,理解和记忆能力与同龄儿童相仿;不会用筷子吃饭,大运动不协调;自理能力一般,但在家吃饭有时要奶奶喂。精力旺盛,不午睡,夜间睡眠良好;二便基本自理。未发现其他精神心理问题。

【既往史】无特殊躯体疾病。出生史、生长发育均无异常,常规体检未见异常。

【个人史】患儿为家中长子,有一妹妹;三代同堂的大家庭,家庭成员之间关系良好,老人较强势但也尊重孩子父母;生活上一直以奶奶照料为主,母亲管理知识学习,受全家宠爱,也有适当的行为、礼仪要求;父母均性格温和,与孩子很少互动、聊天,在家中经常自己看手机或玩电子游戏;与母亲更亲近,父亲有时逗孩子玩但动作夸张令孩子害怕。

【家族史】父亲自幼好动、粗心;无其他精神障碍家族史。

【躯体检查】略。

【精神检查】略。

【神经心理评估】 相关问卷包含中文版 ADHD 评定量表（Chinese version of the Swanson, Nolan, and Pelham-Ⅳ Rating Scale, SNAP-Ⅳ）、康氏

儿童行为量表(Conners Child Behavior Scale)、长处和困难问卷(Short and Difficult Questionnaire，SDQ)、幼儿自我调控问卷、阿肯巴克儿童行为量表(Achenbach Child Behavior Checklist，CBCL)、儿童气质问卷、社交反应量表(Social Responsiveness Scale，SRS)、幼儿焦虑问卷、学龄前执行功能问卷、家庭功能和家庭环境调查量表、婴儿和学龄前儿童诊断性评估(Diagnostic Infant and Preschool Assessment，DIPA)、韦氏幼儿智力量表(Wechsler Preschool and Primary Scale of Intel-ligence，WPPSI)、执行功能测验。

【结果】

(1) CBCL:无明显异常。

(2) 康氏儿童行为量表:异常因子包括多动/冲动、多动指数、品行不正常。

(3) SNAP-Ⅳ:阳性条目数注意缺陷 8 条,多动/冲动 6 条,对立违抗 7 条,品行 3 条,情绪 0 条。

(4) 幼儿自我调控:异常因子包括冲动性得分(4.7 分,较高)和抑制性得分(2.1 分,较低)。

(5) 执行功能:异常因子包括抑制、工作记忆、抑制自我调控指数、元认知。

(6) SDQ:异常因子包括行为临界、多动、伙伴少、困难总分高、亲社会总分低。

(7) 社交反应量表:异常因子包括社交知觉、社交沟通可能受损。

(8) 家庭功能调查量表:异常因子包括沟通、角色、情感介入总体有点不健康。

(9) 家庭环境调查量表:异常因子包括直接表达情感程度弱、自主程度弱、对社会文化活动兴趣小、参与社交和娱乐活动弱、控制性强。

(10) 儿童气质问卷:异常因子包括活动水平高、节律性弱、坚持性低、反应阈高。

(11) DIPA 家长访谈:符合 ADHD 多动/冲动为主要表现,有对立违抗行为但无功能影响。

(12) WPPSI:语言智商(intelligence quotient，IQ)126,操作 IQ 111,总 IQ 120;其中算数、动物房、填图、木块为中等水平,较其他能力低;测试表现:合作、情绪好、注意分散、坐不住、小动作多、话多、缺乏耐心。

【诊断依据】根据 DSM-5 中关于 ADHD 的诊断标准,该儿童注意缺陷和多动/冲动均符合至少 6 个条目,表现在家庭和幼儿园至少两种场合,持续半年以上,并非其他躯体疾病和神经发育性障碍所致。

【诊断】ADHD,以多动/冲动为主要表现。

(备注:执行功能受损、生活功能和社交功能受损、家庭功能受损。)

【治疗方案】心理教育和心理行为治疗。根据其功能受损情况,建议增加生活技能训练,聚焦学龄前 ADHD 执行功能和社交技能的训练,并改善家庭功能。最终采用新森林教养方案(详见第三章第二节)。

(张劲松)

五、社交沟通功能受损

社交问题是 ADHD 儿童常伴有的功能损伤。根据 ADHD 儿童父母的自我报告,大约有 56% 的 ADHD 儿童存在明显的社交问题。社交技能在 ADHD 儿童社会功能损害中起着特殊的作用。ADHD 儿童的注意等执行功能缺陷,导致他们在与别人接触或交往过程中难以准确获取沟通线索,难以与同龄人建立默契,常难以完全遵守老师传递的指令。他们自控力差,容易兴奋和冲动,社交行为往往较为负面;当发生问题时,不能找到有效的方法与人沟通解决,这会使 ADHD 儿童很容易被排挤在社会群体之外。

另外,ADHD 儿童在社交沟通过程中情绪容易失调,比同龄儿童更容易有烦躁和焦虑的情绪,这也会妨碍他们的人际交往。ADHD 对儿童社交的影响从幼年期就开始显现,并影响他们整个成长时期的学习和社会交往。

研究显示,与非 ADHD 儿童相比,ADHD 儿童更有可能被同伴拒绝和不喜欢,拥有的友谊少且质量低。同伴的拒绝导致 ADHD 儿童缺乏社交经验,进一步加剧社交技能的欠缺,继而发生同伴问题等。这种人际关系的困难往往相当广泛而且持久,从童年开始并持续至青春期和成年。

● 案例 1-2

小辰是一个上大班的孩子,被诊断为 ADHD。他在幼儿园常常以自我为中心,容易发脾气,比较冲动,得不到满足就会跟别人发生肢体冲突;对老师也没有敬畏之心,权威意识淡薄;不愿意和大家做相同的事,比如一起跳舞、唱歌。在家里也不是特别尊重长辈,经常不分场合地与长辈发生冲突。这让大家都很头疼,在幼儿园里没人愿意跟他玩,老师也很难管教他。

（王姗姗）

六、学习功能受损

随着 ADHD 儿童逐渐长大,在一系列继发的问题中,学业受损成为家长最担忧的问题之一。虽然幼儿园阶段不重点学习学科知识,但在学习其他技能、生活常识、规则以及认知训练的过程中,ADHD 儿童由于不能认真专注,容易发生注意力不持久、粗心、分心、不能较好地配合、畏难情绪明显等情况。因此,ADHD 儿童学习效果欠佳,部分甚至很难学会生活所需的技能,从而造成明显的困难。

苏格兰的一项全国性队列研究调查了因 ADHD 而服药的 75 万名儿童。结果发现,即使在接受药物治疗的情况下,ADHD 儿童教育成就低的可能性是正常儿童的 3 倍多,16 岁之前辍学的可能性是正常儿童的 2 倍多,有特殊教育需求的可能性是正常儿童的 8 倍多。同时,ADHD 儿童受伤的可能性比正常儿童高 50%,失业的可能性高 40%。

ADHD 的核心是认知缺陷,尤其是注意缺陷,这常常导致 ADHD 儿童的学业问题。要真正了解 ADHD 儿童的学习能力,必须评估其认知功能,包括注意缺陷程度和多动程度。执行功能是一种高级的认知功能,是个体在面临挑战时调动各种资源解决问题的能力。注意缺陷背后是执行功能的普遍损害(详见第二章第一节中执行功能相关内容),包括及时开始任务的能力,估计时间、确定任务优先等级的能力;处理复杂问题时,借用以往经验的能力;应对挫折灵活应变的能力;面对干扰坚持目标任务的能力。

ADHD 儿童常与学习技能障碍共病,如书写障碍、阅读障碍和计算障碍等。有 15%～40% 的阅读障碍儿童同时被诊断为 ADHD,25%～40% 的 ADHD 儿童同时患有阅读障碍。如未能及时进行干预和治疗,儿童会在学业方面遭受很多挫折。

在重视学业成就的环境下,良好的学业成绩是重要的保护性因素,有助于儿童更好地融入群体和适应环境。ADHD 儿童在做感兴趣的事情时,能够积极投入且表现佳。对于学龄前 ADHD 儿童,设置趣味性任务能激发学习兴趣,提升学习效果。学习既是能力也是习惯,只有依据孩子的特征,培养良好的习惯,才能发挥学习能力。

● 案例 1-3

亮亮是一个中班的男孩,家人感到他日常几乎每一件事都需要反复提醒。每天提醒的洗漱任务仍不能自主和独立地完成,教认字和算数难以静心配合,总被周围其他的动静所吸引,前讲后忘。而且怕困难,需要开动脑筋的时候亮亮总说"不会""不知道"。

亮亮的行为让父母家人感到无计可施。老师也反映亮亮在幼儿园显得心不在焉,集体指令基本难以听从,经常发呆出神或者东张西望,需要面对面单独沟通才能配合老师的日常教学要求,所以学东西显得慢。父母担心亮亮学习慢是否因为他不理解,但老师认为单独讲解时亮亮是可以理解的,父母也曾经带亮亮去测评过智商,WPPSI 的总 IQ 是 120,属于正常范围。

到底是什么让亮亮学什么都显得那么慢和吃力呢?在医院就诊评估后,医生告诉亮亮的父母,亮亮存在 ADHD,导致其学习能力受到明显影响。

(夏卫萍)

第二章

学龄前注意缺陷多动障碍的诊断和评估模式

第一节　多维评估和二维诊断模式

上海交通大学医学院附属新华临床心理科自 2013 起专注于学龄前注意缺陷多动障碍（ADHD）的研究，发展出一套学龄前 ADHD 多维评估和二维诊断模式。尽管 DSM－5 取消了多轴诊断，但对于学龄前儿童的 ADHD 仍需要从多维度、全方位地进行评价和诊断，这对预测未来发展及制订更有针对性的治疗计划至关重要。

一、多维评估

（一）症状评估

症状评估主要包括 ADHD 的核心症状以及共病的症状。通过病史、精神检查、量表和访谈途径获得尽量全面而准确的症状"图谱"。共病包括精神心理障碍和重要的躯体疾病（如癫痫、严重过敏性疾病等），但本书不对躯体疾病做详细阐述。

在向父母或其他知情人采集病史时，先重点围绕 ADHD 的核心症状进行询问和确认，然后询问并确认潜在共病的症状，得到一个初步的大体印象。在精神检查时，观察幼儿在诊室以及面对面评估时是否表现出注意缺陷和多动/冲动，对于年龄稍大且智能良好的幼儿还可适当提问。由于儿童在临床的时间短且为特定环境，所以需向家长确认本次的表现是否为平时常见的表现模式。在向家长采集病史时如果孩子在旁边，那么对儿童的行为观察就自然而然地开始了。

症状评估采用专门评估 ADHD 症状的量表,常用的如 SNAP-Ⅳ评定量表、Vanderbilt ADHD 诊断评定量表、ADHD 症状量表等,这些量表有父母版本和教师版本。

访谈工具为结构化或半结构化的量表,通过询问家长获得儿童的症状信息。

(二) 多功能评估

主要包含执行功能、情感功能、家庭功能、生活和社交功能以及学习和学校功能。

1. 执行功能

执行功能是多维度的,并无统一的评估方法,有综合性测验也有单一的测验。评估形式有问卷评估和操作性测验(工具性操作测验和电脑操作测验)。

2. 情感功能

情感功能涉及儿童的平时情绪特点,包括情绪反应(情绪本质是积极还是消极,是否有冷漠无情特质,情绪强烈程度)和情绪调控,主要对通过病史采集、访谈、观察、问卷获得的相关信息进行评估。

3. 家庭功能

家庭功能包含家庭的资源、家庭中的应激源(过去的,现在的)、家庭氛围、家庭中的常规现象、对家庭事务的分工与合作、对家庭规则的态度、参与家庭娱乐情况、教养技能、同胞关系、亲子关系等。对通过访谈、观察、问卷获得的相关信息进行评估。

4. 生活和社交功能

生活功能指儿童在日常生活中的自我照料能力,如穿衣、洗漱、进食(是否挑食或无节制)、睡觉、二便、兴趣、爱好等。社交功能包括幼儿在各种环境中与同伴或他人建立和维持关系的能力、社交技能、共情能力,与同伴活动时的合作性(互动、友好、分享、谦让),受同伴喜爱还是被排斥。对通过病史采集、访谈和问卷获得的相关信息进行评估。

5. 学习和学校功能

包括对完成学习任务的态度、学习能力、学习是否需要辅导或辅助性技术;在幼儿园的行为,如与幼儿园同伴和老师的关系、交往是主动还是被动、集体活动的参与度。主要对通过病史采集和访谈后获得的相关数据进行评估。

(三) 人格特质

指幼儿的气质特点,对通过访谈和问卷测量获得的相关信息进行评估。

(四) 严重程度

根据 DSM-5 的标准评估 ADHD 的严重程度,详见本章第二节中有关诊断标准中"'当前严重程度'说明"。

二、二维诊断

二维诊断包括疾病学诊断和功能诊断。疾病学诊断依据 DSM-5 或 ICD-11 的标准,进行 ADHD 和共病的诊断。功能诊断根据上述多维诊断中评估的功能,可作为备注附在疾病诊断之后,注明有异常功能以及具体方面。例如:执行功能缺陷(抑制性缺陷、工作记忆缺陷等)、情绪功能缺陷(冷漠无情特质)和家庭功能失调。

(张劲松)

第二节　诊断方法

一、症状线索

由于症状表现会随着发展而变化,学龄前 ADHD 儿童的一些症状表现与学龄儿童有很大不同。一些 ADHD 症状在学龄前儿童中的表现尚不典型或发生率较低,但随着年龄增长而逐渐显著且发生率增加。"等等看"的态度不利于早期干预,须找到学龄前 ADHD 的特点作为早期诊断的线索。基于质量较高的研究结果和综述,学龄前 ADHD 的症状特点可参考作为诊断线索。

总体而言,学龄前 ADHD 儿童的多动/冲动症状比注意缺陷的症状更明显,具有更高的敏感度(73%～82%)和特异度(75%～85%),多动/冲动症状对是否为学龄前 ADHD 的区分性更好。对于4～5岁儿童是否存在 ADHD,

"多动/冲动"比"注意缺陷"的症状区分度更高,"坐立不安"的区分价值最高。在 3～6 岁的整个学龄前期,(在不适当的场合)"攀爬""奔跑""停不下来"对儿童是否存在 ADHD 具有高度的区分性,超过 80% 的儿童仅用该条目即可正确诊断。

注意缺陷症状的特异度(85%～96%)总体良好,但多数条目的敏感度较低或一般(51%～61%),仅"容易分心"具有较高的敏感度。"经常犯不小心的错误"可高度预测 ADHD,表现为在玩耍、日常活动和(或)结构化活动中经常不小心且不注意细节(发生与发展水平不相符的意外事故或错误)。

随着年龄增长而明显增加的症状具有较好的预见性。在 3 岁儿童中,尽管"粗心"不常见,一旦出现则对 ADHD 有高度的预见性;难以组织任务、丢失东西和容易忘事在 3 岁 ADHD 儿童中占比不到 1/3,但在 5 岁儿童中则上升至 70%。

中国学龄前儿童的 ADHD 症状频率特点与欧美国家稍有些不同。在注意缺陷条目中,阳性频率最高的 3 条是:容易因外界噪声或其他刺激而分心(71.2%),在任务活动中很难保持注意力集中(68.4%),他人对其讲话好像没在听或没听见(61.9%);在多动/冲动条目中,阳性频率最高的 3 条是:坐不住、手脚动作多或身体扭来扭去(91.1%),忙忙碌碌、精力充沛(83.7%),说话过多(69.3%)。

二、诊断标准

我国目前临床常用的 ADHD 诊断标准为 DSM‐5,世界卫生组织(World Health Organization,WHO)已经颁布的诊断标准 ICD‐11 对 ADHD 的诊断和分类要求与 DSM‐5 的类似。

DSM‐5 诊断学龄前 ADHD 的标准与学龄期一致。研究证实该标准总体适合学龄前 ADHD 的诊断,但注意缺陷的症状要求对学龄前儿童可能有些高,注意缺陷条目对区分是否为学龄前 ADHD 的作用较弱,多动/冲动症状的区分度则较高。很多以注意缺陷为主要表现的儿童,在学龄前期未充分符合 ADHD 的诊断标准(属于阈限下),到学龄期则变为充分符合。

(一) DSM‐5 诊断标准

DSM‐5 在诊断条目后增加了更多举例,但这些举例主要适合大年龄儿童和成人,对学龄前儿童的症状缺乏解释。

诊断标准 A:注意力不集中和(或)多动/冲动的方式持续并影响功能或发育。

A1:注意力不集中症状	DSM-5举例
1. 经常在学习、工作或其他活动中难以在细节上集中注意力或犯粗心大意的错误	忽视或注意不到细节、工作粗枝大叶
2. 经常在学习、工作或娱乐活动中难以保持注意力集中	在演讲、谈话和长时间阅读时难以保持注意力集中
3. 经常在与他人谈话时显得心不在焉、似听非听	思绪似乎在其他地方,即使没有任何明显分散注意的事物
4. 经常不能按要求完成作业、家务及工作任务	开始任务但很快失去注意力,并容易分心
5. 经常难以有条理地安排任务和活动	难以管理顺序性任务;难以有序保管资料或物品;做事凌乱、无序;糟糕的时间管理;很难如期完成任务
6. 经常不愿或回避进行需要持续动脑筋的任务	学校作业或家庭作业;对较大年龄青少年和成年人,如准备报告、完成表格、审阅较长文章
7. 经常丢失学习和活动的必需品	学习资料、铅笔、书、钱包、钥匙、文书工作、眼镜、移动电话等
8. 经常因外界刺激而容易分心	对较大年龄青少年和成人,可包括无关思维
9. 经常在日常生活中健忘	做杂务、跑腿时;对较大年龄青少年和成人,如回电话、付账单或保持预约时
A2:多动/冲动症状	DSM-5举例说明
1. 经常坐立不安,手脚不停地拍打、扭动	无
2. 经常在应该坐着的时候离开座位	在教室、办公室或其他工作场所离开他/她的位置,或其他要求留在原地的情境
3. 经常在不适宜的场合中跑来跑去、爬上爬下	注意:在青少年或成人中,可能只有坐立不安的感受
4. 经常很难安静地参加游戏或课余活动	无

（续表）

A2：多动/冲动症状	DSM-5 举例说明
5. 经常一刻不停地活动,犹如被发动机驱动一样	在长时间内很难安静或感到不舒适（在餐馆或会议中）;可能让他人感到烦躁或很难跟上
6. 经常讲话过多、喋喋不休	无
7. 经常在问题尚未问完时就抢着回答	完成别人的句子,抢着对话
8. 经常难以耐心等候	在排队等候时
9. 经常在日常生活中健忘	插入谈话、游戏或活动;可能未询问或得到别人允许就开始用别人的东西;对青少年和成年人,可能侵入或取代别人正在做的事情

诊断标准 B（起病年龄）：一些症状在儿童 12 岁之前出现。

诊断标准 C（场所数）：一些注意力不集中或多动/冲动症状至少出现在两种或多种场景中（如在家庭、学校、工作中，与朋友或亲戚一起，或在其他活动中）。

诊断标准 D（严重度）：有明确的证据证明症状干扰或降低了社会、学业或职业功能的质量。

说明：症状不是出现在精神分裂症或其他精神病性障碍发病期间,且不能更好地被其他精神障碍所解释（如心境障碍、焦虑障碍、解离性障碍、人格障碍、物质中毒或戒断）。症状可因场景而变异,在典型情况下症状变异取决于给定的场景内容。

在有的场景中,ADHD 的症状表现可能最小化或缺失,这些场景有：①当个体因表现好正接受频繁奖励时；②在密切监视下；③在新场景内；④专注于特别感兴趣的活动时；⑤外部刺激（如通过电子屏幕）持续存在；⑥正在一对一的互动环境中（如医生办公室）。

诊断至少需符合 6 项症状且持续 6 个月,与发育水平不相称,并对社交、学业或职业活动有负面影响。

1. 分类说明

（1）混合性表现：满足 A1 和 A2 标准。

（2）注意力不集中的表现为主：满足 A1 而不满足 A2 标准。

（3）多动/冲动的表现为主：满足 A2 而不满足 A1 标准。

2. "当前严重程度"说明

（1）轻度：几乎没有；如果有的话，出现超过诊断需要的症状，且症状导致的社会或职业功能损害低于轻度。

（2）中度：症状导致的功能损害处于轻度和重度之间。

（3）重度：出现很多超过诊断需要的症状，或出现一些症状特别严重，或症状导致显著的社会或职业功能损害。

由于从幼儿期到学龄期 ADHD 的主要表现会发生较大变化，因此在 ADHD 的 3 种主要表现的构成比上随之发生很大变化。有研究显示，学龄前符合 ADHD 诊断的儿童，在 3 年中从学龄前到学龄早期，符合不同诊断的比例发生了系统性改变。在 4～5 岁、5～6 岁和 6～7 岁 3 个时间点分别进行评估发现，随着年龄增长，符合 ADHD - HI 的比例显著下降（分别为 55％、27％、11％），ADHD - IN 的比例显著增加（分别为 9％、18％、32％），ADHD - C 的比例也明显增加（分别为 36％、55％、57％）。

（二）《DC：0～5 的诊断》建议

2016 年 12 月，美国颁布了《0～5 岁婴儿和儿童早期心理卫生和发育性障碍诊断分类 DC：0～5》（以下简称《DC：0～5 诊断》），这是美国 DC：0～3 工作组为弥补现有诊断标准不适合婴幼儿而建立的诊断系统，与 DSM - 5 和 ICD - 10 具有较好的连接性，保持着与 DSM - 5 中已有疾病诊断的一致性。

《DC：0～5 诊断》认为，ADHD 在 2 岁时即可得到可靠的诊断。但为了慎重起见，在诊断标准中将最低年龄设置在 36 个月。

《DC：0～5 诊断》的诊断条目与 DSM - 5 一致，但对一些条目的描述和举例做了适合婴幼儿特点的调整和适合幼儿的修改说明。如：在玩耍、日常活动和（或）结构化活动中经常不小心且不注意细节（如犯与发展水平不相符的意外事故或错误）；在进行多步骤任务时经常很难遵循指令要求，很难完成任务。

ADHD 的症状需要符合:①与同文化环境下正常发育儿童相比明显突出,至少在两种场景中出现;如果只出现在一个场景或在一个照料者的情况下,不考虑诊断为 ADHD。②明显损害儿童及其家庭的功能。

幼儿在诊断时的年龄至少为 36 个月。症状持续时间仍需至少 6 个月,这意味着症状在 30 个月时即可观察到。

多动/冲动症状群在幼儿期更常见。如果幼儿为 2～3 岁,症状充分符合多动/冲动的标准,则考虑诊断为幼儿期过度好动,这是《DC:0～5 诊断》中新增加的一个过渡性诊断。

(三) ICD - 11 诊断标准

ICD - 11 中关于 ADHD 的定义和诊断要点标准基本与 DSM - 5 相同。

ADHD 表现为注意缺陷和(或)多动/冲动的持续性模式(至少 6 个月),在生长发育期(通常是中期)起病。注意缺陷和多动/冲动的程度超出了年龄和智力的正常变异范围,显著影响个体的学业、职业、社交功能。注意缺陷定义为:难以将注意力维持在缺乏高水平刺激或频繁奖励的任务上,容易分心,组织性、条理性存在问题。多动定义为:过多的运动性活动,难以保持安静不动,在需要自控的结构化情境下尤为明显。冲动是一种对刺激立即做出反应的倾向,不考虑风险和后果。注意缺陷和多动/冲动特征的比例和具体表现因个体而异,并可能随着生长发育过程而改变。诊断此障碍,要求行为模式必须在多个环境中可被观察到。

- ADHD - IN,主要表现为注意缺陷,即个体满足 ADHD 的所有诊断要求,临床上主要表现为注意缺陷。
- ADHD - HI,主要表现为多动/冲动,即个体满足 ADHD 的所有诊断要求,临床上主要表现为多动/冲动。
- ADHD - C,组合表现,即个体满足 ADHD 的所有诊断要求,临床上注意缺陷和多动/冲动两组症状均表现显著,无任何一方占绝对主导地位。

(张劲松)

第三节　评估方法

一、信息提供来源

需要多个信息提供者或来源,来自不同情境的信息可以提高诊断的可信度。信息提供者包括家长、幼儿园老师、临床医师以及其他知情人。

家长的报告应由熟悉孩子日常生活的照养人提供。孩子在不同的照养人面前经常会有不同的表现,所以最好能有两个照养人的评价。如果两个家长的信息高度一致则信息更可靠。如果有分歧,则需判断分歧的原因。

如果孩子已经进入幼儿园,则还需有来自教师的信息。可以询问家长,老师对这个孩子在幼儿园的表现有什么反映。如果有可能就直接联系老师询问,或请老师填写 ADHD 相关问卷的教师版(由家长转给老师)。

二、病史采集

病史采集包含明确就诊或转诊的原因、现病史、既往史、个人成长史和家族史等。学龄前儿童的病史采集是通过询问首诊的家长或其他知情人进行的,需要从密切照养人那里分别了解对该儿童的看法,如父母、(外)祖父母、保姆,以及幼儿园老师的描述,尽量获得具体的例子。

(一) 现病史要点

明确目前问题的性质和严重性,与主要问题相关的生活环境,包括个人、家庭或环境中可能造成、影响或恶化这些问题的因素,家长、儿童、同伴和其他人对此问题行为的态度,曾尝试解决问题的情况。大体评估主要的功能或能力,如日常生活、学习、家庭、同伴交往等。

如果家长的主诉与 ADHD 的症状直接有关,则先围绕 ADHD 的症状和所造成的影响进行提问,然后再询问与鉴别诊断或共病有关的症状表现,如抽动、焦虑、躯体症状等。

如果家长的主诉是其他问题(如抽动或发脾气),则先围绕这些主诉了解相关的情况,然后再了解是否存在 ADHD 的症状。

（二）既往史要点

从主要的问题行为开始。一方面，询问过去各发展阶段有无类似问题行为的出现，有无其他异常行为，是否有除 ADHD 之外的其他神经发育性障碍或其他精神障碍的相关症状表现和诊断，如孤独症谱系障碍（ASD）、智能发育障碍。另一方面，询问过去是否有躯体疾病诊断，如婴幼儿惊厥、病毒性脑炎等即使现在已经康复但可能会影响脑发育的疾病。

（三）出生和发展史

包括母亲孕期、婴儿出生和新生儿史；躯体的生长发育史；神经系统和运动系统发育以及心理行为发展史。

重点在于儿童的心理行为发展，根据年龄询问，包括：精神或智能发展状况；婴幼儿期的气质、自我调控；主要问题发生前的情绪和行为发展特点，心境和情感调控等；习惯、兴趣爱好和才能；对自己和外界的看法；在现病史之前的人际关系，包括亲子关系和同伴关系；现病史之前的学习能力。

（四）个人成长和抚养史

了解儿童在出生后各年龄阶段的主要照养人及其养育方式和态度，如是否是寄养、隔代照养、更换主要照养人；儿童的受教育情况和学习情况。不同寻常的应激事件或创伤性经历和处境，如忽视、虐待、家庭暴力、社区暴力、严重的躯体创伤。

1. 亲子关系

儿童与父母或照养人的依恋类型和分离情况；互动方式；儿童在家庭中的地位；儿童对家庭生活事件的反应，对家庭规则、家务的服从性。

2. 同伴关系

包括对同伴的兴趣及交往活动情况。

3. 学习能力和学校功能

包括言语和语言能力、认知和学习能力长短处、学习的主动性、上幼儿园的经历、对挫折和批评的耐受性、特殊教育情况。

4. 家庭情况和社区环境

包括家庭结构、家长文化程度、家庭经济水平、父母关系、家庭成员之间的关系以及每个家庭成员与该儿童的关系、家庭氛围、家庭生活事件、家庭所在区域的环境和人文氛围、种族和文化背景的习俗及差异。

(五) 家族史

包括父母、祖父母或外祖父母的个性特点、早年行为和经历,精神现状和既往精神障碍史,是否有疑似 ADHD 的家长。

三、精神心理访谈

包括与家长面对面访谈和与儿童面对面访谈。访谈内容除了与 ADHD 有关的症状,还应涉及需要鉴别和考虑共病的症状,如情绪症状、对立违抗性障碍症状、抽动症状。

(一) 与家长的访谈

关于 ADHD 的注意缺陷,对学龄前儿童家长的访谈举例如下。"现在我要问你一些关于孩子多动和不注意的问题。"当有倾向时,需问一些孩子可能涉及的活动,如涂色、绘画、玩玩具、游戏、拼图、系安全带、不让食物和饮料洒出来。

- 保持注意有困难

"与同龄孩子相比,他/她是否长时间集中注意有困难?"

如果是,问:"通常在活动时,他集中注意力的时间有多长?"(并不是长时间做很好玩、刺激的事情,如看电视、玩游戏机。)

- 组织任务有困难

"从头到尾有条理地做一件事是否有困难?"

当做一件涉及多个方面或多步骤的事情时,可能显得不能按照指示(步骤)去做。如,如果没有大人给予很多指导,就难以用积木块搭些东西。

- 关于"遗失活动所需的东西"

"他/她是否常丢东西?"

这并不是像忘了昨天把玩具落在哪儿了,而是像当天早些时候拿过的东西,过一会儿再需要时却找不到了这类情况,如鞋、铅笔、玩具。

（二）与儿童的访谈

1. 访谈目的

与儿童面对面访谈是从儿童的角度采集病史，并进行精神检查，这是精神评估中必不可少的部分。即使对于不合作或不愿意回答问题的儿童，面谈也能让医师直接观察到他们的精神状态，不仅获得诊断和治疗所需要的信息，还在互动过程中与儿童建立起适当的关系。医师需与儿童建立友好的治疗关系，促使儿童愿意参与评估和以后的治疗，从而形成医师、家长和儿童的治疗联盟。

2. 访谈开始

对学龄前儿童的访谈，一开始不要直接问孩子与症状有关的问题。

> ● 先设法令孩子感到放松，问简单而真实的问题。
> 如"你几岁啊？"或用开放性和娱乐性的问题，如"你喜欢玩些什么？"自然地聊一些愉快的话题，如喜好、游戏。
> ● 邀请儿童讲故事，观察和大致评估儿童的表达能力和思维逻辑性。
> ● 对言语能力较差的孩子，医生的言语应简短，语速要慢，让幼儿能听懂、跟得上。

诊室中提前准备一些简单的玩具（如积木、手偶）、纸、画笔，可在孩子不愿回答、显得紧张时使用，建议孩子搭积木或绘画，或与孩子玩手偶互动。当孩子放松后就可与其灵活地对话、提问。

3. 与主要症状有关的访谈

孩子放松后，进入与症状有关的提问，根据幼儿的语言水平提问。尽量采用中性的语言提问并附带手势和表情，以便幼儿理解。

> 如关于"上课时集中注意力有困难"，可以这样问："上课听老师讲故事时，你是认真在听还是经常看其他地方呢？"（医生做出认真听的夸张样子，以及东张西望的样子）。

> 关于东西乱放、丢三落四，可以这样问："你玩好玩具后，是自己把玩具放好，还是扔在桌子上到处都是？"（同时做出收拾好和乱放的样子）

4. 访谈中的观察

相较于学龄儿童，临床医师对学龄前儿童的行为观察在诊断中起着至关重要的作用。观察贯穿在与家长的访谈及与儿童的访谈中。在让孩子完成搭积木、拼图、绘画等任务时，观察孩子的情绪和行为表现以及能力水平，包括专心度、是否容易分心、是否无关的动作过多，搭积木时的条理性、坚持性，绘画时的想象力、是否仔细，失败时的尝试等。

观察些什么？

- 接触性与合作性怎样？

——主动还是被动？合作还是拒绝？

- 言语表达怎样？

——话多还是话少？声音响亮还是微弱？连贯性如何？

- 是怎样回应你的？

——与回应陪同的家长相比会有什么不同？

- 是如何看待这次就诊的？

——不高兴？抱怨？放松？紧张？

- 是否会观察成人来判断自己的回答或行为是否合适？

- 表现或回答问题是否有信心？

- 整体表现是怎么样的？

——有攻击性吗？是退缩的还是积极主动？

- 儿童的兴趣如何？

——兴趣是否容易转变？

- 行为是否符合他们的年龄？

——访谈中能坐得住吗？是在座位上扭动不安，还是来回走动、跑跳？能安静地坐多长时间？

儿童在陌生环境或陌生人面前的行为很可能与平时相差甚远，有的孩子更加兴奋，有的则因拘谨而显得安静、少语，有的孩子起初几分钟安静，但随着时间推移，一旦他们逐渐熟悉环境或对方，则开始活跃，所以需要更多的时间观察儿童。

5. 访谈可靠性评估

由于儿童在诊室的时间有限往往难以充分反映其日常状态，他们的表现可能受当时其他因素的影响，如在新环境、见陌生人时的紧张或兴奋，以及来医院之前的休息情况、情绪、身体状况等。儿童受记忆、理解、暗示等因素影响，回答医生的提问也存在真实程度的问题。所以，临床医生需审慎评估与儿童访谈和观察的真实性及可靠性。应向家长确认医生现场观察到的孩子表现与平时表现是否一致及大体的一致程度，向家长核实孩子所提供信息的准确性。

如果以上信息尚不足以确诊，可以请家长回去拍摄孩子在家庭、室外、幼儿园中典型行为的短视频，下次就诊时给医生看。

四、神经心理评价

可以选择一些方法提升测试依从性，如：选择儿童状态好的时候评估，安排多个短时间的评估，安排有规律的轮流活动使儿童保持注意力和兴趣，让儿童知道接下来会发生什么，提供适合年龄及性别的相应支持。

（一）症状的筛查性评估

1. 专用于评估 ADHD 的量表

Vanderbilt ADHD 诊断评定量表和 SNAP-Ⅳ 评定量表是两个常用的 ADHD 筛查、辅助诊断以及评估治疗疗效与症状改善程度的重要工具。这些量表都是基于 DSM-Ⅳ 设计的，并且包含共病评估。中文版 SNAP-Ⅳ 评定量表（父母版）在学龄前儿童中具有良好的信度和效度。我们团队的研究显示，注意缺陷因子及多动/冲动因子的分数之和为 18.5 时，诊断 ADHD 的敏感度为 90%，特异度为 85%。

在临床应用中发现，量表的表述对学龄儿童更适合，而一些条目的阐述会给学龄前儿童家长的理解带来困难，故主编适当增加了适合学龄前儿童生活的举例,改编为学龄前幼儿版,但未对其再进行信度和效度评价。如:将"学习、做事时不注意细节,出现粗心大意的错误"改为"涂色绘画、拼图等活动中不注意细节,粗枝大叶、马虎潦草";在"做任务或游戏活动中很难保持注意力集中"后添加注释,明确指出"需集中注意力的活动,非看电视、玩手机等,且 3~4 岁注意力集中不足 10 分钟,5~6 岁注意力集中不足 15 分钟";并将"完成任务或作业虎头蛇尾"调整为"做活动(如填色、积木、家务等)虎头蛇尾"。

ADHD 评估量表Ⅳ-学龄前版(ADHD Rating Scale-Ⅳ Preschool Version):是 McGoey 等根据 DSM-Ⅳ 的诊断条目而编制的筛查性量表,症状描述更适合学龄前幼儿,划界分适用于 3~5 岁儿童,共 18 个条目,包含注意力不集中和多动/冲动两个因子,没有共病的评估。条目举例:①不能注意细节。如,活动匆匆忙忙、犯粗心的错误。②不能听从指令或不能完成任务。如,难以静坐,条目包括脱鞋和袜子、难以转换。该量表在国外应用较广,但尚未在国内广泛使用。

2. 综合性儿童行为问卷

这类量表包含注意和多动/冲动项目以及其他行为和情绪症状的评估,可以作为补充使用。常用的有阿肯巴克儿童行为量表(CBCL)、长处和困难问卷(SDQ)、康氏症状问卷。CBCL 包含了几乎所有儿童心理障碍的典型症状,但在学龄前的汉化标准中没有与注意和多动/冲动有关的因子,仅用于筛查广泛的行为问题。长处和困难问卷、康氏症状问卷的因子较少、更聚焦,包含有关于注意和多动的因子,比 CBCL 能更好地反映多动/冲动的症状。

(1) 长处和困难问卷:适合 4~16 岁儿童。有家长版和教师版,包含情绪、多动注意、品行、同伴交往和社会行为问题,已在国内广泛使用。

(2) 康氏父母症状问卷(Conners Parent Symptom Questionnaire,Conners-PSQ):适用于 3~16 岁儿童,有家长版和教师版,包含品行问题、学习问题、心身问题、冲动/多动和焦虑 5 个因子,已经在国内广泛使用。

(3) 儿童行为问卷(Children's Behavior Questionnaire,CBQ):适用于 3~6 岁儿童,用于评估儿童的自我调控能力,包含注意集中、注意转移、冲动性、抑制性、社会行为、情感调控、亲社会行为、认知调控、动机调控因子。采用 5 级评分,分数越高表示儿童调控能力越差。

（二）诊断性评估

1. 婴儿和学龄前儿童诊断性评估（DIPA）

DIPA 是美国儿童精神科医师 Michael S. Scheeringa 最初根据 DSM－Ⅳ 编制的半结构式访谈工具，适用于 6 岁以下儿童，并根据 DSM－5 做了修订。DIPA 包括 13 个亚模块，即创伤后应激障碍、重性抑郁障碍、双相情感障碍、ADHD、对立违抗性障碍、品行障碍、分离性焦虑障碍、特定恐惧障碍、广泛性焦虑障碍、强迫性障碍、反应性依恋障碍、睡眠障碍、夜醒障碍。每个亚模块中症状条目严格依据该障碍的诊断标准，并询问在不同环境背景下的功能损害情况。

原作者的信效度研究显示：重测相关系数为 0.69，重测信度 0.53，效标效度一致性较好。何山等针对学龄前 ADHD 的诊断进行了信度、效度评定，结果显示：与临床诊断一致性的 kappa 值为 0.81，敏感度为 89%，特异度为 96%，评定者间一致性 kappa 值为 0.79，重测信度为 0.89；结论是婴儿和学龄前儿童诊断性评估中文版的 ADHD 诊断模块具有较高的效度和信度，可用于临床学龄前 ADHD 的诊断。

2. 学龄前精神障碍评估

学龄前精神障碍评估（Preschool Age Psychiatric Assessment，PAPA）是一种诊断性学龄前儿童精神障碍结构化家长访谈，1999 年由 Helen Egger 等学者编制。PAPA 是第一个适合学龄前儿童的访谈工具，包含了 DSM－Ⅳ 和《DC：0～3 诊断》中的精神障碍分类，以及未纳入诊断系统但有潜在问题的行为和症状。经历了多次更新，最新版本为 2020 年根据 DSM－5 更新的第 10 版，适用于 2～5 岁儿童，但尚未引进中国。

（三）功能评估

对 ADHD 不仅要做疾病学诊断还应对相关的功能进行评估，这将为预后的判断和干预方法的选择提供更准确的依据和方向。

1. 执行功能评估

执行功能评估的方法有多种，有综合性测验和单一测验。综合性测验包含执行功能的多个方面，如学龄前儿童执行功能行为量表、发展性神经心理测验（A Developmental Neuropsychological Assessment，NEPSY）、剑桥神经心理测试自动化成套量表。后两种也属于工具性测验，NEPSY 中有的亚测验采用图片、积木；剑桥神经心理测试自动化成套量表是电脑操作的测验，有适合 4～90 岁不同年龄阶段的测试任务。这两种测验均不要全套完成，根据目的和研究假设而选择相关的因子。单一的测验仅评估执行功能的某个方面，如评估抑制功能的 Go-Nogo 或斯特鲁普试验(Stroop Test)。

学龄前儿童因为自身发育特点，对其执行功能进行有效的评估较学龄儿童及成人更为困难。上海新华医院临床心理科在国内首次对学龄前儿童执行功能行为评定问卷(BRIEF‐P)中文版的信效度进行分析，并采用学龄前执行功能行为评定问卷(Behavior Rating Inventory of Executive Function for Preschool，BRIEF‐P)和神经心理测试方式对学龄前 ADHD 儿童的执行功能进行评价，也是首次在中国的学龄前儿童中采用国际常用的执行功能评价方法进行研究。

1) BRIEF‐P

(1) BRIEF‐P：适用于 2 周岁至 5 岁 11 个月的儿童。中文版效度和信度良好，总分 88.5 时，诊断发育障碍儿童的敏感度为 82%，特异度为 77%。

(2) BRIEF‐P(父母版)：适用于 2 周岁至 5 岁 11 个月的儿童。通过父母报告儿童的行为是否存在问题，来评价儿童日常生活中的执行功能，共 63 个条目。各条目按 1～3 级评分：1=从不；2=有时；3=经常。评分越高，所反映的执行功能受损越严重。分为 5 个因子 3 个维度，5 个因子分别为抑制、转换、情感控制、工作记忆、组织计划；5 个因子构成 3 个维度：抑制自我调控指数(包括抑制和情感控制)、认知灵活性指数(包括转换和情感控制)和元认知指数(包括工作记忆和组织计划)。主编课题组对 BRIEF‐P(父母版)进行了信、效度检验，该问卷中文版本由北大六院王玉凤教授课题组提供。

2) 发展性神经心理测验(NEPSY)

NEPSY 是一套用于评估 3～16 岁儿童神经心理学发展水平的综合性工具，在国外被广泛用于评估儿童及青少年的各类神经心理疾病，包括 ADHD、高功能孤独症等的评估。上海新华医院临床心理科在学龄前 ADHD 儿童执行功能的研究中使用了 2007 年版的 NEPSY‐Ⅱ，其中包含一系列的神经心理学测验：注意和执行功能、语言、记忆和学习、感觉运动、社交知觉、视觉空间处理。各任务的标准分越高代表成绩越好。各测验中与执行功能成分(如抑制、注意力控制、加工速度、组织计划、工作记忆等)密切相关的任务举例如下：

（1）注意和执行功能：用于评估儿童对于习得反应和自身反应的抑制功能；监督和自我管理功能；注意力选择和维持能力；建立、维持和改变反应习惯的能力；非语言问题解决能力以及组织和计划复杂反应的能力等。

抑制测验：评估儿童抑制自动反应而选择新异反应和在不同反应类型之间转换的能力。

雕塑测试：评估儿童保持动作的能力和抑制能力。

（2）语言：评估儿童的语音加工、快速命名、产生有结构性的口头表达以及对于口头指令的理解能力等。

指令理解：评估儿童理解、处理和执行口头指令的能力，指令的语法难度逐渐增加。

词汇产生：通过要求儿童说出特定种类的词语来评估儿童的言语产生能力。

（3）记忆和学习：评估儿童对语言的快速记忆；在自由回忆、线索回忆和再认状态下的叙事记忆；对于抽象图案、脸部表情、姓名等的快速和延迟记忆能力等。

（4）感觉运动：评估儿童模仿手部位置的能力；产生重复、连续的手指动作和有节律的手部动作的能力；评估儿童使用铅笔的速度和准确性。

（5）视觉运动精度：评估儿童曲线运动的速度和精度，要求儿童在两个弯曲的轨道中划线，不能碰到两边的轨道并尽可能地快。

（6）社交知觉：评估儿童的面部表情识别及理解他人感受、意图和心理的能力。

情感识别：评估儿童识别图片中面部情感的能力。

心理理论：评估儿童理解心智功能和他人观点的能力。

（7）视觉空间处理：评估儿童从图案重建三维模型的能力；复制二维几何图案的能力；认识整体和部分以及将一个复杂图案分解成各组成部分的能力。

3）其他

美国还有其他可评估学龄前 ADHD 相关症状的问卷但尚未引进国内使用，基本都是依据 DSM-Ⅳ 或 DSM-5 的诊断条目。期待 ICD-11 正式使用后推动 ADHD 评估的研究进展。以下操作性测验尚仅用于研究中，评估认知能力及冲动的抑制性。

（1）差异能力量表（Differential Ability Scales，DAS）：被广泛用于心理教育评估，区分儿童的认知能力和学业能力，具有良好的效度。DAS-Ⅱ中的小年龄测验适用于 2 岁 6 个月至 6 岁 11 个月的儿童。部分项目可用于评估执行功能，如矩阵推理测试非言语推理能力，反映儿童对指令或视觉线索的理解、冲动性或是否能灵活地选择问题解决的技巧。

（2）延迟满足（delay of gratification，DG）：要求儿童能够维持一段时间以抵挡住对诱惑的冲动反应，包括糖点延迟任务和玩具延迟任务。

（3）持续性操作测试（continuous performance test，CPT）：需要儿童对屏幕中出现的图像做出反应，而对干扰目标不做反应。CPT 是一种神经心理学测试方法，用来区分 ADHD 儿童与健康儿童。

问卷评估与实验室测试并未获得良好的一致性。研究显示，BRIEF-P 问卷评估结果与 NEPSY 操作性评估结果的相关性较低，原因在于两种方法反映在不同条件下的执行功能。前者反映在日常生活环境中的表现，后者以实验室中的任务操作来评估，所以建议尽量将不同的方法结合起来综合判断幼儿的执行功能。问卷评估围绕日常生活环境，更具有现实性和临床指导意义。

2. 日常生活功能评估

国内目前常用的量表有中文版的 Weiss 功能性缺陷程度评定量表（父母版）（Weiss functional impairment scale-parent form，WFIRS-P）和困难儿童问卷（Questionnaire-Children with difficulties，QCD）。

WFIRS-P 是 Weiss 根据 ADHD 疾病的特点编制，简便易填，可灵敏反映 ADHD 患儿社会功能的精细损害情况，还可反映药物治疗的疗效。该量表含 50 个条目，由父母评定，包括家庭、学习/学校、生活技能、自我观念、社会活动、冒险活动 6 个量表。

QCD 是由日本编制并已获得广泛应用。该问卷由父母填写，划分为早晨、学校、放学后、晚上和夜晚 5 个时间段，评估 ADHD 儿童在每个时间段日常生活功能上的困难以及总体困难。

3. 家庭功能评估

家庭功能评估可采用家庭环境量表和家庭功能量表。这两个量表结合使用，可以较准确地发现 ADHD 儿童家庭存在的问题并提供改善建议。

（1）家庭功能量表：反映了家庭系统多方面功能，能简单有效地找到家庭系统中可能存在的问题。该量表共有 7 个因子,包括问题解决、沟通、角色、情感反应、情感介入、行为控制以及家庭总的功能。

(2) 家庭环境量表:包含亲密度、情感表达、矛盾性、知识性、娱乐性等 10 个因子,能发现家庭中存在问题的更具体表现。

4. 情感功能评估

包括①幼儿气质问卷中的情绪本质、反应强度;②冷漠无情问卷;③执行功能中的情绪调控因子;④本书主编引进并改编的 Rothbart 幼儿自我调控问卷中情感调控因子。

5. 个性特质评估

主要采用 Thomas 和 Chess 的 3～7 岁儿童气质问卷或 Carey 的幼儿气质问卷。

6. 基于家长评估的学龄前儿童 ADHD 诊断的决策树模型

为了方便临床进行学龄前 ADHD 诊断,主编课题组初步建立了基于家长评估的学龄前儿童 ADHD 诊断的决策树模型,在此介绍第一步,即仅用 ADHD 症状问卷预测是否为 ADHD 的方法。

常用的 ADHD 症状问卷包括 18 项条目,其中注意缺陷和多动/冲动各 9 个条目,每个条目从"不"至"总是"分级评分(0～3 分)。排除其他可能导致 ADHD 症状的疾病,预测"是"或"不是"ADHD 的划界分和正确率如下:

(1) 如果"注意缺陷">13 分,预测为"是 ADHD"的正确率为 98%。

(2) 如果"注意缺陷"为 9～13 分,且"多动/冲动">16 分,预测"是 ADHD"的正确率为 100%。

(3) 如果"注意缺陷"为 8 分,且"多动/冲动"为 11～16 分,预测"是 ADHD"的正确率为 78%,其中 99% 是 ADHD - HI。

(4) 如果"注意缺陷"≤8 分,且"多动/冲动"≤7 分,预测为"不是 ADHD"的正确率为 94.5%。

(5) 如果"注意缺陷"为 9～13 分,且"多动/冲动"为 10 分,预测"不是 ADHD"的正确率为 76%。

以上数据仅供临床医师参考,其他得分情况则需要采用预测模型。

(四) 智能评估

国内常用 WPPSI。对于 ADHD 儿童实施智力测验的目的不仅是评估幼儿的智能水平,也可通过测验中的某些项目评估儿童的注意、工作记忆、抑制性等与 ADHD 有关的特征,并且评估儿童的功能损害情况。同时,在测试中专业人员观察儿童的行为表现是否存在注意缺陷和多动/冲动的问题。

(张劲松)

第四节　鉴别诊断

一些躯体疾病和非 ADHD 的其他精神障碍也经常会呈现出注意缺陷和(或)多动/冲动的症状,需要与 ADHD 相鉴别。本节列出学龄前儿童中常见的需要鉴别的疾病,未纳入的疾病也应根据临床情况酌情考虑鉴别。

一、躯体疾病所致的类似 ADHD 症状

在采集病史时需要了解是否存在可导致注意缺陷或多动的躯体疾病(如营养性疾病、听力或视力障碍)或心理生理性障碍(如睡眠障碍)。如果幼儿的注意缺陷、多动/冲动是由于躯体疾病所致,那么先治疗躯体疾病,这些类似 ADHD 的症状就明显缓解。

1. 营养性疾病

如果幼儿存在中度或重度的营养不良、缺铁性贫血等营养性疾病,则经常会出现注意力不集中等精神症状,相关的躯体和实验室检查可加以鉴别。

2. 过敏引起的注意分心

有些有严重过敏体质的儿童,如长期难治性皮炎、湿疹、过敏性鼻炎、春季花粉过敏等,因过敏引发的身体瘙痒等不适,会导致儿童在需要安静、注意力集中时出现容易分心、注意力难以持久的情况,需要进行鉴别。

3. 睡眠障碍导致的注意问题

睡眠障碍如失眠、睡眠不足、严重鼾症、呼吸暂停综合征等,会导致白天大脑觉醒不足,出现注意力不集中的问题。

4. 癫痫

癫痫的失神小发作表现为突然走神、呆滞。在癫痫发病早期,走神的特点是发作性、短暂的,但若长期未得到有效治疗则会使脑功能受损,导致经常

出现的长期性注意问题。癫痫治疗用药后需要做脑电图进行鉴别。

5. 甲状腺功能异常

甲状腺功能亢进的幼儿会有躁动、易激惹,甲状腺功能减退的幼儿则有发育迟缓的症状,两者需要通过甲状腺功能检测鉴别。

6. 药物所致多动/冲动

有些儿童因为躯体疾病(如哮喘)需要长期服用含有激素的药物,由于对药物不良反应的个体差异,有少数儿童服用这类药物后会有明显的过度兴奋,停药后即很快好转。

二、智力发育障碍

智力发育障碍(intellectual developmental disorder)既往也称精神发育迟滞,是全面的智能发育障碍,与 ADHD 有共同的症状,如注意力不集中、多动。智能发育障碍的儿童在婴幼儿早期就可能表现出语言、认知、运动、社交方面的发育延迟。需要鉴别这类儿童的注意力不集中与认知困难有关还是与控制能力有关。智能发育障碍的儿童可能两种兼而有之。

三、孤独症谱系障碍

孤独症谱系障碍(ASD)和 ADHD 有一些共同之处。至少 50% 的 ASD 患儿存在注意缺陷和多动/冲动的症状,ADHD 儿童也常有社交缺陷。一些轻度 ASD 的儿童首次就诊就是因注意力不集中和多动问题,所以需观察和询问 ASD 的特征性症状,是否存在实质性社交障碍、兴趣局限和刻板行为。ASD 儿童的注意力不集中与社会性知觉的缺陷有关,多动的特点是独自活动且单调刻板。ADHD 儿童的社交缺陷经常与冲动/多动的特点有关,如不能等候、抢答、招惹他人,也可由不注意社交线索、共情能力低和情绪失调所导致,但一般性社交理解能力无明显异常,而且无明显的兴趣局限和刻板性行为。

ASD 儿童的智能往往受损,学习和使用新信息的能力明显受限;对于智商正常的轻度 ASD 患儿,智力测验中表现出与社会有关的理解力明显低于非 ASD 儿童。随着年龄增长,ADHD 与 ASD 的症状差异更加明显。

四、对立违抗性障碍

对立违抗性障碍常见于 10 岁以下儿童,具有显著的违抗、不服从和挑衅行为,但没有更严重的、冒犯法律或他人权利的社交紊乱性或攻击性活动。对立违抗性障碍患者主要表现为愤怒、易激惹的心境以及争辩/对抗或报复性行为模式。对立和违抗性行为在学龄前男孩中更加常见。由于 ADHD 和对立违抗性障碍儿童都存在不听指令、难以管理、易怒的表现,并且都影响儿童的生活和人际关系,故须加以鉴别。虽然 ADHD 儿童经常有上述表现但非核心症状,对立违抗性障碍儿童的人际关系损害与违抗、挑衅密切相关且更加严重,诊断时须把握 ADHD 和对立违抗性障碍各自的核心症状。

五、焦虑障碍

焦虑障碍是以不安和恐惧为主的情绪障碍,在幼儿期并不少见。焦虑可伴有注意力不集中、坐立不安的表现,但这些表现与其产生焦虑的处境有关,如与父母分离时产生的焦虑,刚上幼儿园时不适应产生的焦虑,上课时怕被老师批评产生的焦虑;而处于非这类引发焦虑的环境中,则注意力无明显异常。ADHD 儿童的不能集中注意容易受外部刺激的影响,或注意力持续时间短、坐立不安且与担心、焦虑无关。

六、创伤及应激相关障碍

幼儿创伤及应激相关障碍(trauma and stressor related disorder)是指幼儿经历创伤性应激事件或其他类型的应激事件后表现出注意缺陷和多动/冲动的症状,并可表现出与多动、注意缺陷有关的学习、社交困难和行为问题。鉴别的关键在于注意和多动症状的出现是否与应激事件或诱发情境在时间上有关联,而且幼儿的创伤及应激相关障碍还表现出与应激事件相关的情绪和其他行为症状。

ADHD 的症状可能在应激或创伤前即出现,因应激而加重,症状跨情境且具有连续性,与情绪无明显关系。创伤及应激相关障碍可发生在任何年龄,不注意和多动症状为波动性发作,与情绪或情境有关,症状易受焦虑或烦躁情绪的影响。

七、抑郁障碍

幼儿的抑郁可能表现出注意力不集中,但与 ADHD 的注意缺陷不同的是,有抑郁症状的儿童不仅与之前的平时状态比较出现了注意缺陷问题,同时还有兴趣、愉快减退的抑郁症状。

八、躁狂发作

躁狂发作(manic episode)在幼儿虽然很少见,但其兴奋状态很可能被非精神科医师误以为是 ADHD 的多动和兴奋。躁狂是发作性特点,幼儿的好动、兴奋状态是近期无原因出现的明显变化,与其所处情境无关,持续时间长且强度增大,带有夸大特点,睡眠需求减少,与幼儿日常的行为特征存在显著差异。

(张劲松)

第五节　共　病

ADHD 幼儿也可同时患有上述需要鉴别的障碍。ADHD 使儿童罹患其他精神或神经科疾病的风险增大。Hirschtritt 等报道,在 4～17 岁的 ADHD 儿童中,52% 的儿童至少与一种精神障碍共病,26.2% 的儿童与两种或更多种精神障碍共病。

共病的状态改变了任何单一障碍的临床相,增加了治疗难度,降低了治疗效果,预后更差。重视共病的诊断,目的是精确诊断、合理治疗、提高疗效。

在评估和诊断 ADHD 时,需要评估是否共患有其他障碍。反之,在对主诉为焦虑等其他精神症状进行诊断时,也要评估和诊断是否有 ADHD。

一、与对立违抗性障碍和品行障碍共病

学龄前 ADHD 与对立违抗性障碍共病率为 20%～30%,与品行障碍的共病率 10%。对立违抗性障碍的警示症状:如频繁地主动与成人争执;拒绝遵守规则;易怒;抱怨;怀恨在心;故意惹恼他人;因为自己的错误责怪别人。

品行障碍是指反复持续出现的攻击性和反社会性行为,违反了与年龄相

适应的社会行为规范和道德准则，影响其自身的学习和社交功能，损害他人或公共利益。在童年早期很少有单纯的品行障碍，大多为与 ADHD、对立违抗性障碍共病。品行障碍的患病率比对立违抗性障碍低，起病通常晚于 ADHD 和对立违抗性障碍，较少出现在学龄前儿童中。幼儿品行障碍的警示症状如经常欺负、威胁他人、故意破坏他人的财产、故意欺骗（注意与幼儿的幻想鉴别）或偷窃等。

ADHD 与对立违抗性障碍共病比单纯 ADHD 在社交、思维、注意、违纪、攻击行为方面有更广泛的损害。ADHD 与对立违抗性障碍和品行障碍共病的危害比单一疾病更大，预后不佳，是成年后社交困难、药物滥用、甚至犯罪行为等的高危因素。由于 ADHD 的起病时间通常比对立违抗性障碍和品行障碍更早，而且经常因 ADHD 症状未得到控制继而发生对立违抗性障碍和品行障碍，所以应在学龄前 ADHD 儿童中评估对立违抗性障碍和品行障碍的高危因素和症状，早期诊断，尽早最大限度地控制 ADHD 症状。

二、与抽动障碍共病

抽动障碍通常在儿童 5 岁之后发病，也可早至 2 岁发病。抽动障碍的症状是不随意的突发、快速、重复、非节律性、刻板的单一或多部位肌肉运动或发声，当抽动性运动和发声同时存在则成为图雷特综合征（Tourette syndrome，TS）。TS 患者中 54.3% 与 ADHD 共病。TS 与 ADHD 存在共同的脑病生理机制，基底核及丘脑内的异常震荡可能是抽动产生的原因，也可能导致与运动抑制和认知控制有关的皮质区域的节律性活动失调，这些缺陷也会导致 ADHD 症状。

三、与焦虑障碍共病

Overgaard 等报道，33% 的学龄前有 ADHD 症状的儿童有焦虑的症状。ADHD 与焦虑障碍共病的原因与两方面致病机制有关。一方面，患儿同时存在导致焦虑障碍的生物及环境因素，焦虑与 ADHD 无关。另一方面，ADHD 的病理机制增加了焦虑障碍的易感性：ADHD 患者的前额叶皮质（PFC）多巴胺分泌不足，导致 PFC 对来自基底神经节的信号抑制减弱，使输入杏仁核的信号过度从而产生焦虑症状。此外，ADHD 症状导致的负面刺激因素增加（如经常被批评、被否定、失败)也可能引发焦虑。焦虑障碍最多发生于 ADHD 的注意缺陷型和混合型儿童。一项对 5～13 岁 ADHD 与焦虑障碍共病的研究显示，合并两种以上障碍的患儿生活质量更差、行为更困难、日常功能更差。

> 学龄前儿童焦虑障碍的警示性症状或征兆：经常烦躁、发脾气，哭泣且难哄，黏人，过于紧张、害怕，不愿意上幼儿园，食欲减退，睡眠不安。

四、与应激相关障碍共病

ADHD 儿童中的心理创伤发生率以及创伤后应激障碍的患病率较非 ADHD 儿童高，但缺乏学龄前共病率的数据。评估 ADHD 儿童时也应检查应激或创伤经历以及相关症状，诊断是否存在创伤及应激相关障碍。若二者共病则症状更严重，功能损害更大。

> 应激相关障碍的警示症状：与 ADHD 同样有注意力不集中的症状，但注意力不集中的症状发生在显著的不良事件之后，时间关系密切；或原本有 ADHD 的注意缺陷，在事件发生后更为严重，且出现更多情绪和行为紊乱以及特征性应激相关症状。

五、与孤独症谱系障碍(ASD)共病

ASD 与 ADHD 都是发育性障碍，有遗传相关性。Antshel 等报道，美国大约每 8 个 ADHD 儿童中有 1 个与 ASD 共病，ASD 与 ADHD 共病的比例达 40%～70%。在 ADHD 儿童中，诊断 ASD 的时间比先前没有 ADHD 诊断的 ASD 儿童获得诊断晚大约 2 年。尤其在学龄前 ADHD 儿童中诊断为轻度 ASD 更困难。所以在评估 ADHD 的同时，需考虑是否有可能存在 ASD，对于初步采集病史和精神检查中发现可疑有 ASD 特点的儿童，应进一步深入访谈或用专门的量表和诊断性工具进行评估，反之亦然。但对在病史采集和精神检查中显然无 ASD 特点的儿童则无须常规性做 ASD 诊断性评估。

六、与智力发育障碍共病

智能发育障碍也是 DSM-5 中的全面性发育障碍(global developmental disorder),常同时有注意缺陷和多动等自控力差的表现,并且可能也符合 ADHD 的诊断标准。诊断 ADHD 并未对智力水平有限制,因此如果符合 ADHD 诊断标准的儿童若同时有智力障碍则做与 ADHD 共病的诊断。对显然重度智力障碍的儿童做 ADHD 诊断,其临床意义不大。

切忌在对注意缺陷和多动儿童做智力评估时,仅凭智商报告分值低就诊断智力障碍,因为 ADHD 的症状显然会影响测试结果,初诊时应结合家长、老师提供的病情以及精神检查大体判断 ADHD 患儿的智能水平。经过 ADHD 治疗,在症状明显改善后再进行一次智力测验(应在第一次智力测验至少 6 个月后)。

七、与心境障碍共病

心境障碍是显著而持久的心境改变,以心境高涨和(或)低落为特征,包含躁狂发作和抑郁发作。不论是躁狂发作还是抑郁发作,都与 ADHD 有相同的注意力不集中、多动/冲动和情绪失调的症状表现。在 ADHD 儿童中,心境障碍的患病率比正常儿童高,故在 ADHD 儿童中应注意心境障碍的表现。

心境障碍在情感症状未充分显露时,常表现为坐立不安、注意力不集中、烦躁、易激惹,可能被误诊为 ADHD,但心境障碍的多动表现通常有发作期并与心境背景有关。在与 ADHD 共病情况下,往往是原来 ADHD 的多动、不注意症状加剧,同时情绪显著异常且持续。

> 学龄前儿童抑郁的常见表现:缺乏兴趣、丧失快乐、缺乏好奇、易抱怨、好哭闹、躯体主诉多、缺乏活力、失眠或睡眠增多。

然而,儿童心境障碍的症状不典型,所以应首先关注警示症状,如有则及时转诊给精神科专业医师。

(张劲松)

第三章

学龄前注意缺陷多动障碍的治疗模式

第一节 与治疗相关的研究

2013年,美国发表了一项对学龄前ADHD儿童干预6年的追踪研究结果(Preschool ADHD Treatment Study,PATS)。PATS是美国国立精神卫生研究院资助的项目,也是国际上第一个针对幼儿精神障碍的最大型、多点、多时期的随机对照研究。采用多中心、随机、有效性诊断试验设计,评估使用哌甲酯治疗和非药物治疗的效果。

研究对象为3~5.5岁的儿童,共追踪6年至儿童9~12岁。入组标准为符合DSM-Ⅳ的ADHD诊断(混合型,多动/冲动为主型),基线的严重程度为中度至重度(中-重度)。入组之初147人为双盲,140人为开放,共207名(占68.0%)儿童参加了随访。207名参加者(75%为男性)在PATS开始时进行基线评估(平均4.4岁,全部符合ADHD诊断),家长和教师用量表评估症状严重性,专业人员进行诊断性访谈,医师做精神诊断。在之后的随访中,分别进行3次再评估(3年后平均7.4岁;4年后平均8.3岁;6年后平均10.4岁)。

干预方法分三种:家长管理训练(parent management training,PMT)、药物治疗(短效哌甲酯等)、安慰剂对照治疗。PMT的方法包括行为干预(忽视和奖惩的行为矫正)、改变环境(如小班化,减少刺激)、家长教育培训(学习处理儿童不当行为的方法)。

对于中-重度的学龄前ADHD儿童可用药物治疗。药物治疗总体是安全的,但不良反应发生率和程度较学龄儿童更高。家长和教师评估的症状严重性在3年后比基线下降,女孩总体上症状分降低较多,但在6年中仍处于中-

重度的临床范围。到第 6 年随访评估时,余下的参加者中 89％符合 ADHD 诊断,与对立违抗性障碍和(或)品行障碍共病的诊断与 6 年后 ADHD 的诊断增加 30％有关。

总之,PATS 结果显示:治疗性干预对预后有积极的影响,然而长期治疗对症状较严重的儿童效果有限,严重程度虽然比诊断初期下降,但仍在中-重度范围。合并诊断对立违抗性障碍或品行障碍者,是 ADHD 诊断稳定性的强预测因子。因此,对学龄前 ADHD 儿童需要早期、更有效的强化性干预。

(张劲松)

第二节　制订治疗计划

不少学龄前儿童具有 ADHD 的症状但没有充分符合诊断标准,传统的观点认为不必干涉再等一等看。然而,追踪研究显示 ADHD 的诊断相当稳定,如果等待充分满足了诊断标准再干预可能耽误所需的治疗,尤其中-重度 ADHD 儿童的结局很可能是共病增加、功能损害更严重,所以需要根据 ADHD 的程度和是否有共病或 ADHD 的复杂性而制订治疗计划。

一、制订治疗计划的原则

1. 多面性、长期性和系统性原则

由于 ADHD 涉及多种症状、多方面的功能损害和常见共病,具有生物学基础和社会心理因素的影响,而且是从幼儿期到成年期的慢性病程,因此干预方案应是包含多方面、综合性、长期的、连续性的干预,有广度、深度和长度的立体化,结合心理教育、系统的心理行为治疗与药物治疗。

2. 干预的目标

根据当前症状轻重、功能受损情况、未来发展等因素划分层级,设定近期、中期和远期的目标。

(1)缓解核心症状:针对注意缺陷和多动/冲动。

(2)缓解主要症状:如改善情绪失调。

（3）预防和缓解共病：如预防或缓解对立违抗性障碍、焦虑障碍的策略和治疗。

（4）改善功能：如执行功能、家庭功能。

（5）促进未来发展：如改善儿童的不良生活环境、培养生活技能、挖掘其特长。

改善核心症状和主要症状往往是近期和中期目标，根据严重程度和因果关系选择哪一个首选，或是改善其中一类而另一类可相互获益。

改善和预防共病通常是中期和远期目标。无症状或有轻度症状但未达到障碍程度则通过心理教育、一般性策略达到防患于未然；如果其程度为中或重度甚至已经导致超过 ADHD 核心症状的损害，则优先治疗。

在症状功能得到充分改善后，功能往往也得到一定程度的改善；如果症状仍然存在则进行针对性的强化治疗，如进行心理治疗改善社交功能和家庭功能。

促进儿童的未来发展是长期目标，但在治疗初期就应有考虑。如，向家长强调从幼儿期开始培养适龄的生活自理能力，对有运动天赋的孩子可建议培养运动能力。

二、心理教育

由专业人员对家长、其他照养人以及幼教人员进行幼儿 ADHD 的一般性知识讲解和教养指导。对实施心理教育的专业人员的基本要求除了符合《中国注意缺陷多动障碍指南（第三版）》（简称《中国 ADHD 指南-3》）（即将出版）相关章节中（第六章中家长培训，本书主编撰写）提到的基本素质，还应掌握学龄前儿童 ADHD 的知识和心理发展知识。

关于 ADHD 的基本知识和宣教要点参照《中国 ADHD 指南-3》。主要内容除综合性地介绍 ADHD 的知识，更侧重于讲解幼儿 ADHD 的一般知识和常规干预方法。旨在提高家长和幼教工作者对 ADHD 正确知识的知晓，纠正认知误区和错误的教养理念。如：幼儿没有多动症，幼儿期的男孩就是好动，长大就好了。

ADHD 宣教内容

1. 介绍 ADHD 的概况

包括：①ADHD 的总体和在学龄前的患病率；②病因或病理机制；③对幼儿发展的影响；④学龄前 ADHD 常见的共病；⑤如果未得到有效控制，对学龄期及以后发展的不利影响。

2. ADHD 的临床表现

ADHD 的常见表现以及学龄前 ADHD 的症状特点。

3. ADHD 的诊疗过程

介绍学龄前儿童 ADHD 的诊断经过，包括需要做的常规躯体检查、心理评估及其诊断标准，以及给该儿童做诊断的依据。心理评估包括基本评估方法和特殊的评估，但特殊的评估应有充分依据。

4. ADHD 的干预和治疗

学龄前 ADHD 儿童的干预模式和治疗方法。介绍指南推荐的或有循证依据的学龄前 ADHD 儿童的非药物治疗和药物治疗。

5. ADHD 儿童的教养技巧

教给家长管理学龄前 ADHD 儿童的基本技巧，指出常见的不当教养方式；对促进生活、学习、交往等方面的技能予以一般性建议。

6. 课堂管理

给教师一些如何在幼儿园中管理 ADHD 儿童的初步建议。

7. 照养人的自我关爱

对 ADHD 儿童的照养人给予共情和心理支持；介绍如何管理自己的情绪和行为。

8. 提问和解答

针对家长和教师的问题进行适当回答。若为小组形式的讲座，则应注意把控时间和解释程度，尽量将个人特点的问题与常见问题结合起来回应。

（张劲松）

三、躯体干预和治疗

（一）学龄前 ADHD 饮食营养

1. 学龄前 ADHD 膳食平衡

平衡膳食不仅对正常学龄前儿童很重要，对于 ADHD 儿童同样重要。具体摄入量建议参考由中国营养学会妇幼营养分会修订和发布的《中国学龄前儿童平衡膳食宝塔》。

2. 营养因素与 ADHD

目前关于学龄前 ADHD 儿童的营养补充并无权威指南推荐标准，我们仅根据目前循证证据给出适当建议。营养补充只能作为辅助方法，并不是严格意义上的治疗手段，保证均衡饮食，充足的蛋白质摄入是最重要的，优先从食物中获取所需的营养物质才是更安全、更可取的方式。

（1）ω-3 多不饱和脂肪酸（n-3 PUFA）：其缺乏被认为是可能引起 ADHD 的因素之一。n-3 PUFA 主要成分包括 α-亚麻酸（ALA）、二十碳五烯酸（EPA）、二十二碳六烯酸（DHA）。虽然有不少研究显示补充 n-3 PUFA 能够改善 ADHD 注意力不集中和认知功能，但也有一些研究未发现补充 n-3 PUFA 对 ADHD 症状有影响。在 2021 年《世界 ADHD 联盟国际共识》中的几项荟萃分析结果显示，补充 n-3 PUFA 与改善 ADHD 的临床症状有微弱至中度的相关性，纳入研究的被试者均为 6 岁以上的儿童，其中较近期的分析提示，对 n-3 PUFA 缺乏人群补充 n-3 PUFA 的效果更明显，同时也发现 ADHD 儿童的 n-3 PUFA 水平偏低。所以，对于 n-3 PUFA 是否改善 ADHD 症状还存在较大分歧，可能会有帮助但作用偏弱，仍需要充分的证据，而且缺乏在学龄前 ADHD 儿童中的相关研究。

关于补充 n-3 PUFA 的剂量，欧洲食品安全局为 6~24 个月的婴幼儿提供 DHA（每天 100 mg）饮食建议，但是他们没有针对 2~18 岁儿童的充足摄入量的具体建议。因此，3 岁以上儿童饮食建议 DHA＋EPA 摄入量至少应达到成人的一半剂量（成人平均每日摄入量为 250 mg）。富含 n-3 PUFA 的食物有深海鱼、橄榄油、核桃、紫菜、大豆等。有研究建议，针对 ADHD 的 n-3 PUFA 剂量为每天 750~2 000 mg，建议将 DHA 与 EPA 结合使用。补充 n-3

PUFA 的持续时间通常建议为 $16\sim52$ 周。

（2）微量营养素：氧化应激对大脑的多重影响可能与 ADHD 病因有关，而微量营养素则是此环节中重要的元素。目前有少量研究结果提示，补充多种微量元素及维生素可能对 ADHD 症状有改善作用，但证据尚不充分。如果临床检查结果提示患儿缺乏相关微量元素，建议在营养科医师的指导下进行相应补充。营养状况良好的情况下可短期少量补充，不建议大量补充微量营养素。

（3）肠道微生物：研究显示 ADHD 患儿的肠道微生物存在生态异常。有学者研究发现，给婴儿定期补充益生菌可使 ADHD 发生的风险下降 17%；ADHD 儿童连续服用益生菌 3 个月，其多动症症状会明显减轻。但这些研究仅是少数，补充肠道益生菌可能会改善 ADHD 儿童因肠道系统问题间接导致的行为问题，但并不能直接改善 ADHD 的核心症状。因此，建议有肠道系统问题的 ADHD 儿童可适当采用优质多菌种配方，促进消化系统健康；食用富含益生菌的食物，如酸奶、酸菜等；食用促进菌群生长的食物，如包括燕麦、香蕉等。

3. 可能需要适当限制的食物

健康的饮食会降低 ADHD 发生的风险，虽然没有充分证据证明高糖饮食及含有食品添加剂或防腐剂的食品与 ADHD 症状相关，但过量食用这类食物不利于儿童正常的身体发育成长。因此，建议适当限制过多的人工增甜剂及含有添加剂、防腐剂的食物摄入。另外，过敏反应会激活人体免疫炎症反应，进而可能引发 ADHD 相关症状，建议避免可能引起过敏反应的食物摄入。

4. ADHD 儿童的进食行为问题

ADHD 症状导致患儿出现更多的进食行为问题：就餐时注意力集中时间短暂，很难在固定位置就餐；运动感知能力差，吃饭慢；感知觉发育异常导致嗅觉、味觉敏感，因而对食物挑剔。因此，ADHD 幼儿易出现喂养困难等问题，导致食物摄入量不足，营养失衡。以下是结合学龄前 ADHD 特点给出的进食行为建议：

（1）两正餐之间应间隔 4～5 小时，小食与正餐之间间隔 1.5～2 小时；小食分量宜少，以免影响正餐进食量。

（2）通过设置进食时的周围环境来改善孩子进食过程中的注意力，定时、定量进餐。

（3）建议用食物游戏的方式吸引孩子注意力，可以是孩子比较感兴趣的过家家游戏。

（4）把辅食做成孩子喜欢的可爱图形，挑选不同颜色的蔬菜和水果。

（5）建议使用积极的语言来表扬孩子，给予其积极正面的评价，从而进一步强化良好的进食行为。

（李瑜，朱大倩）

（二）睡眠支持

Bundgaard 等研究显示，ADHD 儿童的睡眠问题比正常儿童更严重，尤其是在学龄前表现出 ADHD 迹象的幼儿其睡眠更易受到干扰。Lycett 等研究显示，多达 50％ 的 ADHD 患儿有睡眠问题。睡眠问题与 ADHD 之间的关系复杂，ADHD 的症状和睡眠问题对儿童的日常行为均有很大影响。睡眠问题可能由 ADHD 导致，而睡眠问题的存在又可能加重 ADHD 症状。Craig 等调查了 192 个家庭，发现 ADHD 患儿主要的睡眠问题是入睡困难、白天过度嗜睡、睡眠时间短等。因此，应尽早改善学龄前 ADHD 儿童的睡眠问题，从而减轻 ADHD 对其家庭生活的影响。

由于镇静类药物可能会产生耐受并引起大量并发症，且在睡眠障碍儿童的用药方面缺乏有力的数据支持，因此临床上不鼓励使用镇静类药物治疗 ADHD 儿童的睡眠问题。鉴于 ADHD 儿童睡眠问题的行为性质，许多研究者认为行为干预能有效减少这些儿童的睡眠问题。2020 年 Mehri 等针对 58 名 ADHD 与睡眠问题共病的 6～12 岁学龄儿童进行了为期 5 周的行为家长训练（behavioral parental training，BPT）研究，其中第 1、3、5 周分别进行 3 次各 1 小时的教育课程，第 2 周和第 4 周进行电话教育和随访，每组由 14 名家长组成，在研究人员带领下每次教育课程都有不同的主题（见表 3－1）。干预结束 2 个月后评估发现，儿童睡眠问题的发生率显著下降，表明父母行为训练能够有效改善学龄儿童的睡眠问题和父母的心理问题。但该方式对学龄前 ADHD 儿童是否有同样效果还需深入研究。另一项针对 ADHD 儿童睡眠问题的研究中纳入了 5 岁的学龄前儿童，共有 27 个家庭参与其中。该研究同样针对父母进行行为干预培训，共 14 次。随后 5 个月的随访结果显示，实验组中 67％的家庭报告儿童的睡眠问题已解决，并且儿童的生活质量、日常功能和父母的焦虑也得到了改善（Cohen's d 分别为 0.39、0.47、0.50）。

表 3-1　ADHD 睡眠行为干预课程的重点讨论内容

序号	重点讨论内容
1	深入讨论有关 ADHD 和儿童睡眠问题的当代知识和信息。
2	介绍与 ADHD 儿童睡眠管理相关的基本行为原则及其有效性的证据。
3	管理睡眠卫生的培训，包括：日常例行程序，创建就寝时间例程，日常管理的唤醒和午睡时间规则，与孩子分享期望，睡眠环境和运动的重要性，禁止在睡前和卧室内使用电子设备，独自入睡，饮食和安排定期药物治疗。
4	有关营养健康的培训主要包括饮食和安排规律的膳食，晚上避免喝含咖啡因的饮料，避免吃辛辣食物、含有纯碳水化合物的食物、油炸和高脂肪食物，吃具有催眠作用的食物和有助于创造色氨酸的食物。
5	为儿童建立有效的限制，控制儿童的环境刺激，创造一个放松的环境，并在睡前和清晨醒来时组织睡眠挑战的便利性例程。
6	认知行为治疗策略，包括建立家庭和学校的行为调整时间表，设定实际目标并应用行为和成功的奖励。
7	培训解决问题的技巧，包括识别问题、识别可能和实际困难的解决方案以及选择的结果。

综上所述，ADHD 儿童的睡眠问题是家庭环境、睡眠习惯及 ADHD 疾病特点等多种因素综合作用的结果。把握好学龄前这段时期及时介入治疗，对于缓解患儿 ADHD 核心症状、促进生长发育以及改善预后均有重要的意义。

（吴芷蘅，朱大倩）

（三）运动干预

具有 ADHD 倾向的学龄前儿童或是诊断为学龄前 ADHD 感统能力显著低于正常的学龄前儿童，包括了前庭平衡异常、触觉防御异常、发育运动障碍、本体感不佳和视觉空间障碍等,常表现为运动能力异常。解雅春等的研究显示,学龄前 ADHD 儿童的整合能力异常率是 32.9%,特别是在视觉-运动整合能力方面存在缺陷,其中混合型儿童的受损最为严重,而这项能力对预测儿童的学习能力和行为问题有较高的参考价值。刘加海等报道,对比正常儿童,7~14 岁 ADHD 儿童在简单和复杂手指序列按键试验中,其视觉-运动整合的准确性更低,运动协调性在准确性方面较差。

关于学龄前 ADHD 儿童的治疗,行为干预是一线的治疗方案。在众多的行为干预中,运动干预被广泛运用。Shrestha 等认为,对于学龄儿童的运动干预可有效改善 ADHD 的核心症状且耐受性良好,通过提高认知功能如改善记忆力和注意力从而帮助 ADHD 儿童。对学龄前 ADHD 儿童进行了随机对照试验,比较了执行力、注意力和运动技能,其中关于运动进行了为期 5 周的控制训练,包括球类游戏、跳绳和波比跳等有氧运动,结果表明规律的运动对减轻其冲动的临床症状、改善运动协调性和注意力是有效的。研究显示,在表现为注意力不集中、多动/冲动的学龄前儿童中,通过成年人的引导,进行中度至剧烈的有氧运动的次数越多,那些加工速度水平低的儿童其适应性变化就越大。

运动干预对 ADHD 儿童的心理、身体素质和动作技能均有较好的改善效果。苏余等报道,运动干预能有效改善 ADHD 儿童的平衡能力和认知功能,如武术活动、球类运动、跳绳和瑜伽等运动项目。Lelong 等认为,无论是线下、线上还是虚拟训练与运动相结合,或是强度和时间不同,规律的运动治疗都能有效改善 ADHD 儿童的精细运动缺陷。

WHO 建议学龄前儿童每天应至少花 180 分钟进行各种强度的体育活动,其中中等至高强度的体育活动至少达 60 分钟,尽可能越多越好。因学龄前儿童年龄的特殊性,我们应更多地提倡积极的或是充满活力的游戏活动,而不是单一的体育教育。例如:游戏、情景和运动相结合的干预模式,如健身环;一些有针对性的活动,如改善手眼协调的穿越中线运动、套圈、独木桥障碍赛等;改善注意力的活动,如球类运动等;改善情绪和亲子关系的活动,如找宝藏游戏等。通过运动和游戏相结合进一步探索改善学龄前 ADHD 儿童症状的更多可能性。

(徐赟佳,朱大倩)

四、心理行为干预

心理干预是一个广义的概念,包括从一般性心理教育到专业而系统的心理治疗。学龄前 ADHD 的心理行为干预包括培训家长、培训儿童和培训教师。干预的方法和技术应有理论基础和研究证据支持。

(一) 干预的理论基础

没有一种理论和技术可以全面解决 ADHD,而需要多种理论和技术的支撑,并及时将 ADHD 最新的脑科学研究成果转化为临床实践。首先,应确定干预的目标,从而依据相应的理论、技术和有循证依据的研究结果选择干预方法,并分步骤地实施。其次,在干预理念上,不能将 ADHD 儿童当作只需要被行为管理的被动个体,而应将他们视为虽然有脑功能缺陷但有自己的长处、思想和情感,且需要被尊重的自主性个体,运用发展性、人本、依恋、家庭、生态性等理论观点和策略,调动儿童的主动性,综合考虑他们的情感、人际关系、发展水平和未来发展潜能。

1. 针对干预目标选择方法

(1) 缓解核心症状:针对注意缺陷和多动/冲动,可采用行为学奖惩策略、认知训练等提高注意和记忆能力。

(2) 缓解主要症状:如学习情绪调控策略以及训练改善情绪失调。

(3) 缓解和预防共病:针对具体的共病选择心理治疗方法,如针对对立违抗性障碍、焦虑障碍的认知行为治疗。

(4) 改善功能:如通过执行功能训练改善执行功能,通过家庭治疗改善家庭功能。

(5) 促进未来发展:如改善儿童的不良生活环境,培养其生活技能,挖掘其特长。

2. 理论基础

(1) 行为学与社会学习理论:为了减少不当行为、建立所期望的行为,经常运用的行为学方法如强化、消退法和示范法。操作条件理论认为,很多习惯性的行为是操作性学习经验的结果,即对行为的结果给予反馈(强化或惩罚)而塑造行为。然而,行为学方法对于改善 ADHD 的核心症状的实施难度较大,效果比非 ADHD 的普通儿童差一些。

奖励是为了增加所期望的行为,每当儿童出现所期望的行为,或一种符合要求的行为之后,予以奖赏,即正性强化,以增强该行为出现的频率,帮助患儿建立良好行为。惩罚有责骂、体罚和剥夺(如暂时隔离、剥夺权力),虽然有时可以改善儿童的不当行为,但不当的惩罚会造成适得其反的结果以及更多的不良反应,因此应慎用,尤其是避免责骂和体罚。消退法为撤销强化,如不再积极关注,特别是对一些不期望的行为不予以关注后就会逐渐消退。

社会学习理论强调观察性学习。儿童的发展是个体、环境与社会相互作用的结果。儿童的很多行为是通过观察与模仿而习得的,尤其是幼儿。因此,需要为儿童提供榜样、示范,帮助其学习适当的行为,强化可以增强学习的效果。

(2)脑神经科学的发现:ADHD 患儿大脑存在从 PFC 到皮质下多区域、多环路的缺陷,而且内在关系较为复杂。其中,不仅与注意有关的神经网络至少涉及 3 个网络,而且对奖赏反应起主要作用的腹侧纹状体、内侧眶额叶等部位也存在功能受损。ADHD 儿童脑区对奖惩的激活弱于非 ADHD 儿童,不当的惩罚反而适得其反,而动机会增加奖励的效果。此外,对 ADHD 儿童奖惩效果较差也与工作记忆受损有关。因此,在普通儿童有效的奖惩方法对 ADHD 患者的效果则较差,强烈的惩罚尤其会带来负面效果,需要通过高强度、高频率结合激活儿童动机的奖赏。

(3)儿童发展理论:涉及儿童的躯体发展、认知发展、社会情绪发展等多种经过现实检验或研究验证过的发展理论。不仅要看儿童现在的处境,还要回溯过去的发展经历,并预期未来的发展。

幼儿的理解、注意和记忆等能力与脑成熟水平以及认知加工的特点有关,评估 ADHD 幼儿的症状和选择干预方法应考虑其大脑的发展水平和认知特点。

认知发展理论认为,儿童在认识活动中具有主动性和能动性的作用。但儿童学习新的知识仍需在成人引导下进行,在最符合其发展特点的环境和范围,即"最接近的发展区"中才能取得最好的成绩。

社会生态理论强调儿童的发展受文化或生态系统的影响,这是一个生物学因素与环境因素相互作用的宏观体系,家庭、学校、社会文化、自然等环境都属于这个系统,而且多种环境之间存在相互的作用。儿童发展的生态体系从里向外依次包括微系统、中间系统、外系统和大系统几个层次。影响幼儿的环境包括家庭、幼儿园、学校、同伴、社区等。儿童不仅受这些微环境中人的影响,自身的习惯、气质、躯体特点和能力等特点也会影响这些微环境中人的行为。文化、亚文化、社会阶层所构成的大系统会对抚养、教育儿童的态度、方式产生影响。

在对 ADHD 儿童的干预中,需采用适合其发展水平和发展规律的方法,调动儿童的主动性,同时成人予以支架式的辅助,并考虑可能影响其症状和改善效果的各种生态因素。

(4)气质、自我调控的理论:二者都与儿童的情绪和行为发展以及养育密切相关。

气质是一种与生俱来的核心性个性特质,包括活动性、节律性、趋避性、适应性、情绪特性、反应强度、坚持性等多个方面。帮助家长和教师了解 ADHD 儿童的气质特点,设置符合其气质特点的期望、要求,并采取相应的教养方式,减少 ADHD 儿童在成长中的受挫、冲突,尽量获得良好的调适与未来发展。

自我调控指调控自己的情绪、冲动和行为的能力,该能力从婴儿期开始发展,是神经心理不断成熟以及与环境相互作用的结果。3 岁的幼儿开始自觉地调控,如抗拒引诱和延迟满足,进入幼儿园后遵守规则,4～5 岁后逐渐能自己采用一些方法调控情绪和行为。ADHD 儿童的自我调控能力较弱,需要在干预中加强自我调控策略的训练。

(5)依恋、心智化的理论:这两方面都与气质和自我调控有关联,且涉及儿童的社会化发展。

依恋是儿童寻求并保持与照养人之间的亲密联结。是否为安全的依恋不仅体现在亲子关系中,而且影响儿童的情绪调控、人际交往以及对外界的探索。婴幼儿时期是依恋发展的关键时期,儿童及家长的 ADHD 症状会不利于亲子关系,从而容易导致不安全性依恋,使亲子关系进一步恶化。所以,在干预学龄前 ADHD 的方案中需考虑依恋类型的影响,促进安全性依恋关系的建立。

Fonagy 认为,心智化涉及自己和他人对心理状态的觉察,是情绪理解、调控和沟通的核心。ADHD 儿童可能心智化水平低或发展延迟,表现为社交缺陷,与年龄不相符的自我中心、共情困难、不会表达心理状态,以及对他人的心理状态不敏感或过度敏感等。治疗方案中应增加促进心智化的要素。儿童早期发展中所致的不安全依恋会损害心智化的发展。

(6)家庭理论:家庭被视为是一个系统,家庭中还存在不同的亚系统。家庭成员各司其职、同时又相互合作。在家庭这个系统中,家庭成员之间、亚系统之间存在着看不见的边界。家庭边界的清晰与否和灵活性影响着家庭功能。一方面,对 ADHD 儿童的养育会给家庭带来很大挑战,经常会冲击家庭系统,使之陷入紊乱。另一方面,家庭的质量又极大地影响着 ADHD 儿童的发展。因此,家庭成员参与治疗是 ADHD 治疗中的一个重要方面。

(7)人本主义理论:强调人的尊严、价值、创造力和自我实现,重视个性的发展和自我实现的需要。运用这些基本理念思考对待儿童的教育态度和教养模式,对 ADHD 儿童也不例外。避免将 ADHD 儿童视为本意就不爱学习、不听指令、不努力等。与其他儿童一样,应予以真诚的尊重、关心和接纳,更重视促进他们积极的自我意识,激发他们对学习的兴趣和目的,感受自己在学习中的价值,发掘他们的潜能,引导和促进自我实现。

将这些理念与行为干预技术结合起来,可以改变对 ADHD 儿童的刻板印象,并避免将儿童视为缺乏共情的被动个体。在行为干预中,应重视调动儿童的积极性、主动性和自我潜能。

(二)干预策略

1. 行为学和社会性学习的策略

正性强化是最常用的方法,需要借助强化物来达到目的。强化物包括物质的(如玩具、物品、食物等)和精神的(也即社会性强化,如赞扬、所喜爱的游戏和活动、关注)。

1)正性强化法

具体操作方法,举例如下。

(1)确认目标行为:一次设定一个要减少或增加的目标行为,先评估该目标行为的基线水平(程度和出现的频度)和儿童的能力水平,以此为依据设定目标行为。目标行为应是具体的、儿童能控制的、可观察到的且能反复进行强化的。例如,期望一名 3 岁的多动症幼儿听故事时能在座位上保持更长时间的专注。要知道,同龄的普通儿童通常能够坐住并专注地听故事 10～15 分钟。而该儿童的现状是,听故事时通常只能坐 3 分钟,80％的情况下能坐 5 分钟,但从未能持续坐满 10 分钟。因此,目标行为设定为:听故事时能基本达到 100％地在座位上坐满 5 分钟。

（2）选择有效的强化方式:上述小朋友喜欢玩变形金刚,那么就在其坐住 5 分钟后奖励其去玩变形金刚,否则不予以奖励,直到坐满 5 分钟完全没问题。当其习惯了坐 5 分钟后再逐步延长予以奖励的时间,每个阶段增加 1 分钟,完全习惯后再增加时间,直至 10 分钟。

强化物应是精神性奖励结合物质性奖励。对于 ADHD 儿童,应准备多种奖励,并提高奖励的频率。儿童容易对已经得到的物质奖励失去兴趣,所以当一种奖励失去效果时,应及时更换另一种。而平时表现不好则不能得到奖励。物质奖励应根据价值从低到高设定级别,容易达到的目标予以小奖励,不容易达到的目标予以大一些的奖励。精神奖励应不吝啬地给予,当精神奖励加上物质奖励,即使是小物品也会变得十分有效。

2）暂时隔离和"冷静时光"

这是传统的暂时隔离法的调整策略。当 ADHD 儿童出现发脾气,以及明显的攻击、破坏、不安全的行为时,应及时制止。当一般性制止无效时,可将儿童带到一个单独的地方,设法令其冷静下来,以免发生更糟糕的行为。待儿童恢复冷静后,再收拾之前行为造成的不良后果。此外,ADHD 幼儿容易过度兴奋而失控并做出危险的事情,建议在兴奋高潮到来之前,先采取措施帮助他们平复情绪。不应将此方法作为惩罚性方法,实施步骤如下:

（1）隔离的地点:设置一个安全、安静且能及时到达的地方,如房间一角,可以称之为"平静角",或起一个孩子认可的名字。在平时就做好准备,放上坐垫或小椅子,以及能让孩子尽快冷静的物品(如软球),让孩子知道这是情绪失控时包括太兴奋的时候可以冷静的地方。注意不要让孩子被单独隔离在一个房间中。处理破坏行为时,在"平静角"不能给予娱乐活动,只是安静地坐着,做呼吸放松(提前学习并练习)或捏软球。当孩子因过度兴奋而需要冷静时,可以提供一些有趣的物品,让孩子进行安静的活动(如看图画书、听故事等)以平复情绪。

（2）确定目标行为：一个显然不能被接受的破坏性行为，例如摔东西、打人；发脾气但无破坏性行为，过度兴奋而行为即将失控。平时应根据孩子的表现提前将这些需要被隔离的行为告知孩子。

（3）隔离的时间：处置破坏性行为的隔离时间，年幼儿童每岁隔离 1 分钟，即 3 岁隔离 3 分钟，5 岁隔离 5 分钟。如果隔离时间已到，儿童仍然大喊大叫，则重新规定隔离时间，直至其安静下来。

（4）实施者的态度：家长或教师在整个过程中应保持冷静、少语，并陪伴在儿童身边，关注孩子的情绪和举动，监控危险行为。

（5）处理不服从：当儿童不愿服从隔离时，照养人应以简单的言语和坚定的语气重复"你要到××地方冷静一会儿，我陪着你"，并坚持执行。在此过程中，避免讲大道理和语调激动。

（6）帮助儿童知晓：在实施该方法前，要让儿童知晓发生了什么情况需要冷静。当上述情况发生时，再次简单地重申因为什么要去冷静。当攻击性行为再次发生，儿童还要继续受到隔离。

（7）结束处置：暂时隔离结束后，应引导儿童用合适的行为处理被隔离前的不当行为，比如向被打的人道歉，或收拾发脾气时摔在地上的东西。

对于同时存在其他发育障碍（如孤独症）的儿童，在平静角应准备更多针对其特点的、有助于冷静的措施，如可令他们感到舒适的感官刺激。对有破坏性行为的儿童，隔离时间应酌情缩短。

3）消退法

通常采用冷处理的方式，即对其不当行为不予理睬的方式。例如：当 ADHD 儿童发脾气时，若他们受到家庭成员或他人的注意并达到目的，发脾气行为就得到了强化，于是会更强烈或更频繁地发脾气。因为强烈的情绪最终会消退，只要儿童发脾气时不出现破坏性或危险行为，则应不予理睬，达不到他们吸引注意的目的，就能使这一不良行为逐渐消失。

在采用消退法的开始阶段，当儿童某不良行为遭到"冷遇"时，他们可能会有一段更强烈的情绪反应，且该不良行为的出现频率可能会暂时增加，此时需要注意儿童的安全。

执行上述行为管理方法时，都必须遵循一致性原则。即照养人之间的态度一致，每次目标行为发生时均采取一致的态度。当要制止或消退一种行为期间,正性强化所期望的行为。

2. 示范法

对于学龄前儿童,通常家长和同伴起着主要的示范作用。家长平时的行为就是潜移默化的示范,如认真看书、东西摆放整齐等。在学习一个新行为时(如做手工),示范过程中还需评估儿童的注意能力,对注意力集中时间短的儿童,示范应简短明确;示范一个步骤后应要求儿童立即模仿,模仿的目标行为出现后及时给予强化,使之保持下来,并经常练习直至巩固。

3. 认知训练

如工作记忆训练。荟萃分析显示,认知训练对学龄前 ADHD 儿童的执行功能有低至中度的提升效果,可使工作记忆得到中度改善,抑制性控制有低至中度的改善。针对幼儿,应尽量采用寓教于乐的游戏方式或利用生活中的机会进行认知训练,如玩扑克牌、卡片配对、词语接龙、找寻物品、回忆过去时光等游戏,以促进他们的注意力和记忆力。

(三) 系统性训练或治疗

按照一定的理论和组织结构,实施一系列有逻辑的训练方法,通常是以个体或团体的形式进行结构化培训或治疗。治疗师需具备儿童心理治疗的培训经历,并熟练掌握与 ADHD 相关的心理治疗技能。

心理行为干预是 ADHD 儿童治疗方案中的一个重要方面,但不只针对儿童,同时也需要对家长进行系统性培训,尤其对于学龄前 ADHD 儿童,家长的心理行为干预是首选的方法。

对于 4～6 岁的学龄前 ADHD 儿童,美国儿科学会在 2019 年推荐了基于循证依据的心理治疗,总称为行为家长管理训练(parent training in behavior management,PTBM)。将有循证依据的 PTBM 和(或)教室行为干预作为一线治疗(A 级,强烈推荐)。美国儿科学会建议如果行为干预没有达到显著提高,并且 4～5 岁儿童的功能一直持续存在中-重度的损害,则可以考虑使用哌甲酯治疗;在不能提供基于循证依据的行为治疗的地区,临床医师需权衡在儿童 6 岁前开始用哌甲酯治疗的风险与延迟诊断和治疗的风险哪个更大。

PTBM 主要包括积极教养方案、不可思议的岁月、新森林教养方案(new forest parenting program,NFPP)、Kazdin 法亲子互动治疗、家长教育方案等,这些方法的效果都有循证依据,前三种方法包含适合学龄前儿童的方案,但其中只有 NFPP 是专为 ADHD 儿童设计的。

1. 新森林教养方案(NFPP)

NFPP 是经多项跨国研究证实可以有效改善儿童 ADHD 的训练方法,由欧洲新森林教养小组创立,是专门针对 ADHD 儿童的社会心理干预方案,尤其适合 3～11 岁 ADHD 儿童。该方案基于多个儿童发展的理论和研究发现,充分考虑了 ADHD 儿童的核心症状、发育水平和执行功能特点。通过 8 次治疗师与家长和儿童的会面,帮助家长了解 ADHD 的症状和表现,学习应对 ADHD 儿童的问题行为和注意困难的策略。方案的重点在于改善和促进 ADHD 儿童的神经认知功能(如注意力、抑制能力、冲动控制、工作记忆等),同时加强家长的心理支持,教导他们如何与 ADHD 儿童互动、管理其行为并改善其功能。2019 年,上海新华医院临床心理科首次将 NFPP 引入中国并运用于培训中。

在标准的 NFPP 基础上新森林团队出版了供家长自助的简版方案,即《教养计划六步法》)。这本手册式自助方案已推广至包括中国在内的多个国家,2011 年由上海新华医院张劲松团队翻译并内部使用,其效果得到临床研究验证。这六步骤需要按顺序逐一完成,前面的步骤是后面的基础。

教养计划六步法

第一步:帮助家长理解和适应孩子的 ADHD 行为

目标是促进家长理解 ADHD 的行为特点以及自己孩子的特点,识别出孩子需要帮助的行为,有勇气来改变长期对孩子的行为和互动模式。在本步骤中家长将学习以下技巧:给孩子表扬时如何进行目光接触;在给出指令之前如何获得孩子的注意;如何倾听孩子的诉说,同时帮助孩子学会倾听;如何注意到孩子表现好的时候,以及如何表扬孩子从而让他继续表现得好;意识到孩子在向家长学习,家长要做榜样;孩子的能力水平;练习与孩子以相互尊重的方式对话。

第二步:向家长描述帮助 ADHD 儿童的策略方法

帮助家长以训练师的角色根据自己孩子的具体情况灵活运用手册中

提到的策略。在本步骤中家长将学习以下技巧：如何根据孩子已具备的能力，使用支架式来帮助他(她)进步；识别和使用可教时刻；在可听见的范围内赞扬孩子；实行一个一致性的生活常规；设置明确的行为界限和家庭规则；使用倒计时和延迟满足；学会给出清晰的信息(如目光接触)；使用短句和使用选择；避免与孩子对峙和争吵的策略；如何保持冷静、让孩子平静下来的技巧。

第三步：如何通过游戏来改善孩子的注意力

目标是通过游戏和玩耍，帮助孩子提高注意力和专注力。在本步骤中家长将学习以下技巧：认识到游戏的重要性，通过游戏训练注意力；促进倾听技巧；学会使用"我们"和"我"的语句与孩子交流；与孩子讨论情绪问题，促进其调控情绪以及言语表达能力；练习如何给孩子选择。

第四步：如何促进家长与孩子的沟通

目标是帮助孩子提高交流能力，从而使他们能够表达自己的感觉，并且学会管理自己的行为。在本步骤中家长将学习以下技巧：在游戏中发展孩子的语言能力；改善声音(如恰当的音量和语气)；建立明确的目标和期望；应对发脾气时的技巧；建立合理预期；进入安静时光；如何对孩子实施更有效的隔离；提示孩子任务及任务改变有关的线索；处理延迟的方法；探讨及表达情绪。

第五步：在家庭之外的地方管理 ADHD 儿童的实用性指导

目标是在家庭之外的日常生活中的场所里，应用本项目中已经学到的所有技巧。在本步骤中家长将学习以下技巧：聆听，分享感受，相互尊重，更好地使用计时器，在户外更好地安抚孩子使其平静下来，户外重复给予指令，使用家庭规范，如何有效地奖励，进一步寻找可教时刻。

第六步：就孩子将来在学校或其他重要场合该如何面对进行说明，并复习之前学到的策略

目标是帮助家长将手册中的技巧应用到孩子日常生活的各种场景中，以及计划将来如何运用，尤其是当面临新环境和新地点时。本步骤中的两个重要技巧是如何应对困难时期和寻求帮助。

2. 积极教养方案（Positive Parenting Program，triple P）

积极教养方案（简称"3P"）由 Sanders 开发，是对儿童行为问题有效的、有证可循的教养干预方法。该方案旨在教授家长简单而实用的策略，提高他们的教养技能，帮助家长建立健康的亲子关系，能自信地管理孩子的行为并预防问题的发生，这一方案适用于出生至 16 岁的儿童。3P 为家长提供 5 个水平的支持：①沟通策略；②给有轻微问题儿童的家长提供一次性帮助；③为有轻至中度行为困难儿童的家长提供咨询；④为有严重行为困难儿童的家长提供积极教养技能；⑤问题复杂时提供高强度支持。家长可通过自助方案、电话帮助和个体咨询得到支持。3P 的标准版有 10 次培训课，家庭行为干预强化版有 12 次培训课，后者包含 10 次应对技能训练和 2 次伴侣支持训练，都是有循证依据的干预，分别侧重于加强教养调适和解决婚姻冲突。

3. 不可思议的岁月（Incredible Years，IY）

IY 并非专门针对 ADHD 患者，是一套促进儿童全面发展的方案。IY 以家长、教师和儿童为对象，适合 0～12 岁儿童及其家长以及 3～8 岁儿童的教师，并且根据儿童的不同年龄阶段设计方案，有地面课程和线上学习的形式。方案旨在提高家长和教师对儿童的行为管理技能。方案设计基于发展性理论，目的是促进儿童的情绪、社会和学业能力，预防、减少和治疗儿童的行为和情绪问题。培训师用视频片段引导小组讨论、问题解决和激发与参加者目标有关的练习。

家长培训的重点在于加强亲子互动和依恋，减少粗暴的管教，培养家长促进儿童的社交、情绪和语言发展的养育能力。在学龄前儿童和学龄儿童的家长培训方案中，家长将学习如何提升入学准备技能，并鼓励与教师的配合，从而促进儿童的学业、社会技能和情绪的发展。方案中还包括关于品行问题和 ADHD 儿童的干预方法。

IY 的学龄前儿童基本教养方案是基于手册的方案，采用的培训方法有示范、讨论、分析家庭行为的录像资料。第三版的 IY 中增添了一些新内容，包含社交、情绪、学习。学龄前 ADHD 儿童的家长经过 IY 的培训后，虽然大多数儿童的临床症状仍然存在，但症状的数量显著减少且程度显著下降，母亲自我报告教养的能力感和效果也得到了提高。

4. 亲子互动治疗（parents child interactive therapy，PCIT）

PCIT 也是一种有证据的治疗，最初适合 2～8 岁的儿童，之后扩展至 12 岁甚至更大年龄的儿童。方案针对破坏性行为提高家长的教养技能，并非以教养 ADHD 儿童为核心。治疗师在有观察设备的房间中观察家长与孩子的互动，通过耳机设备指导家长的教养技能。

5. 巴克利的家长教育方案

美国心理学家巴克利于 2013 年修订出版了《ADHD 家长教养方案》，该版本基于其原来管理对立违抗性障碍儿童行为的专著，特别将 ADHD 放在了核心地位，并于 2020 年再版，适合 2～12 岁儿童，包括以下四大部分。

（1）理解 ADHD：解释什么是 ADHD，是什么导致了 ADHD，ADHD 的本质和 ADHD 儿童的家庭问题。

（2）开始着手应对 ADHD：鼓励家长成为一个成功的、有执行力的家长。带孩子做 ADHD 检查；检查前需要做的准备；如何对待 ADHD 的诊断；14 项抚养 ADHD 儿童的指导原则；作为家长怎样照顾好自己。

（3）管理 ADHD 儿童的生活：在家庭和学校中如何应对 ADHD 儿童。培养好行为的 8 个步骤；艺术地解决家庭中问题的 7 个步骤；帮助孩子处理同伴问题；陪伴青少年度过青春期；建立健康的生活方式；管理孩子的教育和在校表现；提升在校和家庭教育（从幼儿园到 12 岁）的成功方法。

（4）ADHD 的药物治疗：介绍获得批准的有效药物，包括兴奋剂和非兴奋剂；其他被认可对 ADHD 及其共病有效的药物，如某些抗抑郁剂和抗高血压药。

6. 其他

基于幼儿或学校的干预方案，即教室管理，是适合在幼儿园或学校中由教师和初级干预人员采用的干预技术。

其他干预方法，如体育锻炼尚缺乏充分的研究支持其对改善 ADHD 核心症状有显著效果。曾有个别小样本研究发现，学龄前 ADHD 儿童每天接受 30 分钟的运动有利于改善 ADHD 的核心症状，且患儿的行为、认知、社会功能，特别是反应抑制均有所改善，但尚需要更多研究的证实。至少说明，合适的运动对儿童的身心发展有益处。

五、与其他精神障碍共病的治疗

(一) 与对立违抗性障碍和品行障碍共病

一般而言,对立违抗性障碍和品行障碍首先采用心理治疗,没有符合对立违抗性障碍或品行障碍适应证的药物治疗。如果 ADHD 的症状为重度,或中度 ADHD 在非药物治疗无效时,应首先采用药物治疗。当控制 ADHD 症状后,对立违抗性障碍或品行障碍症状可能会获得一定缓解,再进行心理治疗。心理治疗通常是对采用行为的家长训练,或是对儿童进行认知行为心理治疗和家庭治疗。

由于控制了 ADHD 症状后,对立违抗性障碍症状也很可能得到一定程度的缓解,所以对中-重度 ADHD 与对立违抗性障碍共病的学龄前儿童可使用兴奋剂治疗,尤其是短效哌甲酯和 α-肾上腺素受体激动剂,但这类药物在我国没有 6 岁以前儿童的适应证,故暂不建议使用。借鉴美国 FDA 批准利培酮和阿立哌唑用于 ASD 有易激惹、冲动的情况,对 ADHD 与对立违抗性障碍共病的冲动、攻击症状较严重的儿童,充分权衡药物使用的益处和不良反应后,可谨慎使用小剂量的利培酮或阿立哌唑治疗。近年,我国对儿科用药的超适应证使用情况做了补充说明和特殊批准。

(二) 与情绪障碍或情绪失调共病

情绪障碍泛指以焦虑情绪为主的各种焦虑障碍。情绪失调并未列入某一类疾病,但学龄前 ADHD 儿童存在情绪失调较常见,原因与不同的因素有关,如 ADHD 本身有自我调控受损、对立违抗性障碍或焦虑、应激等,经常较难将其做疾病归类。

对于焦虑障碍和情绪失调首先考虑采用针对情绪的心理干预或治疗,包括对儿童进行系统的情绪调控训练、针对焦虑的认知行为治疗,如果存在社交焦虑还包括社交技能培训的内容。同时,对家长及家庭进行家长培训或家庭治疗。如果无法进行心理干预或效果差,则对情绪的症状做进一步再评估后采取药物治疗。

(三) 与抑郁障碍共病

学龄前儿童的抑郁往往是其他疾病的症状之一或继发于其他疾病,如应激相关障碍、焦虑障碍，可由某种药物所致。需要评估抑郁障碍的性质，若属于社会心理因素所致的抑郁，则首先进行心理干预；若是重性抑郁障碍，则首选抗抑郁药物治疗。

(四) 与孤独症谱系障碍(ASD)共病

当这类儿童表现出明显的过度好动/冲动、攻击、刻板性行为、易激惹，若儿童因与 ASD 有关的认知功能受损较轻或高功能、ADHD 的症状较轻，可参加认知行为治疗。或认知功能低或程度较重，无法参加认知行为治疗时应考虑抗精神病药物治疗。

(五) 与应激相关障碍共病

对应激相关的症状首先采用心理干预，包括对家长的心理教育以及对儿童的聚焦创伤的认知行为治疗、眼动脱敏再加工治疗等。

(六) 与双相障碍共病

与双相障碍者首选精神类药物治疗，如心境稳定剂或非典型抗精神病药。

(七) 与其他精神障碍共病

与其他精神障碍疾病共病，如强迫性障碍、分离转化性障碍等，均需明确诊断并明确其与 ADHD 的关系后采用心理治疗，严重时采用对症药物治疗。

心理治疗和精神类药物治疗的专业性较强，尤其因学龄前 ADHD 儿童与精神障碍共病的复杂性，若儿科医师无相关的系统性培训、资质或经验，应及时转诊至擅长儿童精神疾病治疗的专科医师。

（张劲松）

六、药物治疗

(一) 单纯 ADHD 的药物治疗

2019 年，美国儿科学会在 4～6 岁 ADHD 儿童的治疗建议中指出，对于 4～5 岁中-重度功能受损的儿童，若行为干预未有显著改善，可考虑使用哌甲酯治疗(B 级，强推荐)。

很多家长对于学龄前儿童用药顾虑较多，药物治疗时还应该考虑家长的意愿。但使用药物治疗不是学龄前 ADHD 儿童的禁忌,当症状持续时间较长,中-重度功能受损,或行为治疗效果不明显,或父母对行为治疗的执行较差,可考虑药物治疗或联合药物治疗。

有效的药物治疗可减轻 ADHD 儿童的核心症状,改善学习能力、同伴关系和亲子关系,降低其他行为问题和情绪问题等共病的发生率。

药物主要分为中枢神经兴奋剂和非中枢兴奋剂两大类,前者包括哌甲酯和安非他命,后者主要包括托莫西汀、胍法辛、可乐定等。

目前常用的治疗学龄前 ADHD 儿童的药物如下:

1. 哌甲酯

(1) 作用机制和效果:通过增强 PFC 突触间与注意力、动机和活动相关的神经递质,如调整多巴胺和去甲肾上腺素的浓度而改善 ADHD 症状;哌甲酯普通剂型 20～60 分钟起效,一次用药持续作用 3～5 小时;缓控释剂型也是 20～60 分钟起效,一次用药持续作用可达 12 小时。

美国国立精神卫生所对 3～5 岁学龄前 ADHD 儿童药物治疗的长期追踪研究显示,哌甲酯治疗对预后有积极的影响,但长期使用对病情较严重患儿的效果有限。

持续用药儿童的 ADHD 症状稳定且得到改善,整体功能(包括社交技能等)随着时间延长也有提高。学龄前儿童的整体效应值(0.4～0.8)低于学龄儿童(0.8～1.2)。其中,对单纯型 ADHD 儿童或仅伴有 1 个共病(对立违抗性障碍最常见)儿童的治疗效果最显著,对伴有 2 个共病的儿童呈现中度治疗效果,对伴有 3 个或 3 个以上共病的儿童无明显效果。

(2) 用法:哌甲酯为国家一类精神药品,须严格按照相关规定进行管理。学龄前儿童药物代谢速度较慢,应从小剂量起始,逐步增加达到最佳剂量,即最大疗效和最小不良反应的剂量。每次增加的剂量也应以小量为宜。其普通速释剂型为每日 2～3 次给药(尽量不在晚上服用),饭前服用,初始剂量为 2.5 mg 每日 2 次,或每日 0.25 mg/kg。以后根据严重程度和体重增加剂量,1 周内可加至 7.5 mg 每日 3 次;学龄前儿童的每日平均最佳剂量为(14.2±8.1)mg,最高剂量为每日 2 mg/kg。

考虑到儿童用药的依从性和方便性,现常用缓控释剂型,但不推荐用于学龄前儿童,在我国也没有批准用于 6 岁前的 ADHD 儿童。每日 1 次给药,早晨服用,餐前、餐后均可服用,注意应整片吞服、不能嚼碎,也不可以掰开或压碎后服用。

(3) 药物不良反应:不良反应的出现因人而异,在用药的初始阶段可能比较明显;通常是短期的,可以适应的,无须过度紧张。排名前 5 位的不良反应分别为情绪波动、入睡困难、重复思维或行为、食欲下降。家长较为担心药物对身高和体重增长的影响。有研究随访 1 年后发现,儿童用药期间身高和体重增长不如预期,但该结论仍需在更大范围内的随访研究进一步佐证。不良反应会带来治疗的顾虑,药物治疗需在医师充分沟通及充分权衡利弊之后进行。

2. 右旋安非他明

右旋安非他明属于中枢兴奋剂,是唯一被美国食品与药品监督管理局(FDA)批准用于 6 岁以下 ADHD 儿童的药物,仍有待补充其安全性和有效性证据,使用前须仔细斟酌判断。目前该药尚未进入我国临床。

3. 托莫西汀

盐酸托莫西汀作为非中枢兴奋剂,是一种高度选择性去甲肾上腺素再摄取抑制剂,可以提高神经突触间隙中的去甲肾上腺素水平及 PFC 的多巴胺水平。起效需 2 周左右,一次用药持续作用 24 小时。托莫西汀可减少学龄前 ADHD 儿童的核心症状,但对年龄小于 6 岁儿童的安全性和疗效尚未确定。目前该药尚未批准用于学龄前 ADHD 儿童的治疗,其使用仍有待进一步研究。

托莫西汀需每天早晨单次服用或早晨和傍晚分 2 次服用,可与食物同服也可分开服用,胶囊剂须整粒吞服。

4. 其他药物

盐酸可乐定缓释片是 α-肾上腺素能受体激动剂,可单用或辅助中枢兴奋药物治疗 ADHD。

胍法辛是选择性 α-肾上腺素能受体激动剂。临床前研究表明,胍法辛在PFC 及基底神经节中通过对 α-肾上腺素能受体中突触去甲肾上腺素传递的直接改性而调节信号,从而起到改善 ADHD 核心症状的作用。

但目前没有研究支持胍法辛、可乐定等药物用于学龄前 ADHD 儿童的治疗。

（二）向家长解答服药中的常见问题

1. 忘记服药怎么办

考虑到药物治疗的稳定疗效，应尽量避免漏服，采取定闹钟、醒目处摆放或贴上可视提醒物的方式，遵医嘱按时规律服用。

治疗期间如果出现漏服，需根据具体情况判断是否补服药物。如哌甲酯缓控释剂型漏服，在晚上 9 点前发现可以补服，否则不补；哌甲酯普通剂型在下午 5 点前发现可以补服，否则不补。托莫西汀上午发现漏服可以补服，下午发现可不补。

2. 过量服药怎么办

药物应由专人保管，存放于安全之处；避免儿童误服和过量服用。若儿童出现胃肠道症状、嗜睡、头晕头痛、发热、心动过速、口干，甚至惊厥和血压升高等症状，怀疑因药物过量引起时，可暂停用药，及时带儿童到医院就诊判断，采取必要措施进行处理。

3. 需要长期服药吗

ADHD 药物治疗是对症治疗，需要持续性、个体化地进行。药物治疗可以改善儿童的注意缺陷和多动/冲动症状，但不能改变其背后复杂的致病因素。在服用药物有效果后，还需要维持治疗，具体维持治疗时间需与医师进行沟通。

4. 何时可以停药

学龄前儿童用药治疗后，在症状和功能已完全缓解并持续至少 6 个月的情况下，应考虑是否停药。停药的标准是：症状改善不再符合诊断，中途有过漏服但没有出现明显症状波动且行为表现依然保持良好。停药前需进行专业测评，停药期间也应定期随访监测，以便判断停药后儿童的症状和功能改善是否会有波动，抑或保持稳定甚至持续改善。

总之，药物治疗过程中需客观对待、全面评估、权衡利弊、按时随访，选择适合儿童的治疗方案。

（三）共病的药物治疗

ADHD 常与多种疾病共病，每一种疾病都会改变另一种疾病的临床表现和治疗反应，共病对功能的损害更大，存在共病患者的预后更差。治疗方案须综合考虑共病,确定更经济和有效的方案。

一项系统、前瞻性、自然随访学龄前儿童 ADHD 长期药物治疗的研究结果表明,学龄前 ADHD 儿童的长期药物治疗并不仅限于针对 ADHD 核心症状相关的药物使用,较高水平的共病使得结合使用其他药物的情况亦较为多见。

具体诊疗中需明确主次,一般来说需要首先判断目前的主要疾病,先缓解程度严重的症状,再治疗损害程度较轻的症状。

若发病时间上和症状的转归可能有因果联系,可以先治疗原发障碍,继发性障碍会随着原发障碍的缓解而改善。例如:情绪问题的发生源自 ADHD 儿童核心症状所致的学业欠佳,那么在核心症状缓解、学业表现提升后,情绪问题也会随之缓解。

在治疗中还需要考虑的是,一种疾病的药物治疗是否会诱发或加重另一种疾病;需要慎重采用可诱发或加重另一种疾病的药物。如在 ADHD 与抽动障碍共病时,须选择的 ADHD 治疗药物不能诱发和加重抽动症状。

对于疾病机制的理解和判断也有助于治疗的选择。具体实践中,需考虑症状是否为两种疾病所共有的,机制是否相同;对于机制相似的症状采用相同的干预方法可取得良好的效果,如果机制不同则应采用不同的治疗方法。如 ADHD 和强迫障碍都存在 PFC 功能受损,能够增加 PFC 神经递质功能的药物可能会有利于两者的症状缓解。

精确的诊断和恰当的治疗方案可使疗效最大化、缩短疗程、减少不良反应,并降低其他共病的发生率。

1. 与对立违抗性障碍/品行障碍共病的药物治疗

针对 ADHD 症状的药物治疗,也可能使对立违抗性障碍/品行障碍症状好转。对立违抗性障碍/品行障碍严重的儿童需要使用其他相关药物,若对立违抗行为和品行障碍的症状与情绪有关,可以使用 5-羟色胺再摄取抑制剂(selective serotonin reuptake inhibitor,SSRI);若需要使用抗精神病药物对症治疗攻击性行为,则为超适应证使用,必须获得监护人的知情同意。

2. 与抽动障碍共病的药物治疗

抽动障碍与 ADHD 共病时通常优先治疗 ADHD。是否针对抽动症状进行药物治疗需根据症状的程度,轻度抽动无须特别的药物治疗,可单用治疗

ADHD 的药物；其他情况需要对 ADHD 和抽动障碍两者同时进行药物治疗。

与中-重度抽动障碍共病对患儿的功能损害通常不限于抽动症状本身所致的影响，还会带来认知、学业和社会技能的损害。α_2-肾上腺素能受体激动剂可乐定是首选药物之一。虽然相关临床指南对于 ADHD 与抽动障碍共病使用中枢兴奋剂无特别禁忌，但首选联合非兴奋剂类抗 ADHD 药物和抗抽动药物。

有抽动障碍家族史者慎用兴奋剂类，尤其是高剂量使用。

3. 与焦虑障碍共病的药物治疗

轻度焦虑症状可以从 ADHD 治疗中受益；若焦虑症状评估为中-重度，则应同时治疗焦虑障碍。

评估中判断焦虑障碍是原发还是继发很重要；对于原发焦虑障碍需及时开始抗焦虑治疗；兴奋剂可能加重焦虑故 ADHD 的治疗药物偏向于选择非兴奋剂。继发焦虑障碍则在抗 ADHD 治疗后发现，焦虑症状随之减轻甚至明显缓解。

药物治疗时，ADHD 相关的药物治疗参照前述内容，须低剂量、缓慢滴定至治疗剂量。抗焦虑药物则需选择有儿童适应证的药物。

4. 与抑郁障碍的共病药物治疗

若临床判断 ADHD 是主要问题，初始治疗采用抗 ADHD 药物。若 ADHD 经相关治疗后症状缓解而抑郁症状持续，则需合并使用抗抑郁药物（如 SSRI）。若认为抑郁是主要问题时，初始治疗采用抗抑郁药物。若单用抗抑郁药物时，抑郁症状改善但 ADHD 症状持续，则合并抗 ADHD 治疗。

5. 与双相障碍共病的药物治疗

治疗药物选择时如单用兴奋剂治疗 ADHD 可能加重双相障碍的症状。具体操作中可考虑非典型抗精神病药治疗躁狂。合用心境稳定剂（如丙戊酸盐）和获批准的 ADHD 治疗药物可有效治疗 ADHD 和双相障碍，并降低功能损害。

（夏卫萍）

第四章

学龄前注意缺陷多动障碍的执行功能训练干预

第一节 聚焦核心症状的治疗

新森林教养方案（NFPP）包括 1 次正式治疗前的准备性面谈和 8 次正式治疗的面谈。NFPP 的 8 次治疗每次都有其要达到的目标，这些目标分为事实性、行为性、情绪性以及反思性四个方面，每次会面治疗结束后都留有家庭作业。

正式治疗开始前安排准备性面谈，家长和儿童一起参加。向家长介绍 NFPP 培训的目标和方案，主要内容包括：①NFPP 的有效性；②治疗的结构和安排；③治疗方式；④了解儿童的家庭情绪；⑤家长每周的生活模式以及与孩子相处的模式；⑥争取家长和其他家庭成员的配合及参与；⑦录制视频或录音的知情同意；⑧保密协议；⑨家长签署录音的同意书和治疗协议。儿童须在场，观察孩子的 ADHD 行为并与家长进行初步讨论，讨论内容为治疗设置，如时间、费用等。

虽然这 8 次治疗每次都有其具体目标和相应的任务，但有些治疗的目标并非只在一次治疗中完成，而可能是在多次会面中逐渐建立起来。如，第 5 次的目标是基于评估的指导和注意训练，基本理念和方法是从第 3 次至第 5 次的会面中逐渐建立起来，并在之后的会面中反复练习。

一、评估与心理教育

评估父母在 ADHD 方面的知识或理解程度，以及由于相关知识缺乏所导致的非建设性行为，帮助父母真正了解 ADHD 及其对孩子的影响。

1. 事实性目标

帮助父母真正理解 ADHD 及其对孩子的影响：ADHD 有哪些症状，这些症状如何影响孩子？什么是 ADHD 认知神经缺陷，这些缺陷如何影响孩子？ADHD 如何影响他们的孩子、他们自己及其家庭？

2. 行为性目标

学习和理解应对 ADHD 行为的 NFPP 策略和技能，如抓住机会表扬和奖励的重要性和好处、积极倾听和对积极方面的关注、建立日常规程和边界、建立家庭规则和行为界限。

3. 情感（思维）性目标

让父母开始意识到他们如何看待孩子的行为对于他们如何管理孩子的行为很重要。

4. 反思性目标

让家长们反思他们在这段时间内对 ADHD 的了解，以及这些知识如何应用于孩子。

二、治疗性关系和归因

支持家长识别和处理与 ADHD 相关的负面归因，以及这些归因所导致的任何非建设性行为。帮助家长确定他们何时将孩子的某些行为归咎于多动症。

1. 事实性目标

帮助家长真正地理解 ADHD，以及 ADHD 如何影响了他们的孩子；所有 ADHD 儿童的病因；他们孩子的 ADHD 的病因；ADHD 的优点以及如何在方案中使用它们。

2. 行为性目标

学习 NFPP 的策略和技巧。例如：用选择来避免对抗、预期的情况、使用分心技术、安静时光（包括降低说话音量的技巧）。

3. 情绪性（思维）目标

帮助家长反思他们对 ADHD 的归因以及这些归因如何影响他们的孩子；引入正念作为注意他们想法的一种方式。

4. 反思性目标

让家长反思为什么他们的孩子患有多动症。

三、亲子关系

确保家长可以向孩子们表达他们是安全的、受尊重的以及被爱着的，并提升孩子的自信心。帮助家长了解他们与孩子的关系有多重要。

1. 事实性目标

帮助父母了解情绪如何影响行为，以及行为如何影响与 ADHD 相关的情绪；了解家长和孩子对彼此的感觉如何。

2. 行为性目标

了解处理父母和孩子情绪的 NFPP 策略；帮助父母学习保持冷静和专注的策略；确定孩子的能力范围，以实现切合实际的期望；在任务转变或等待时使用延迟消退、定时器和倒计时等策略。

3. 具体策略

指导家长学会呼吸放松以保持冷静。在从一项活动转换到另一项活动之前，用定时器或沙漏提醒孩子要停止玩耍或该吃饭了，并需提前几分钟对孩子重复提醒。延迟消退是指在孩子需要等待但难以等待时，用孩子感兴趣的简易方法度过等待时间，同时让孩子知道等候的时间在减少。例如，孩子吵着要吃饭，告诉他还有 10 分钟做好，提议："我们讲故事吧。妈妈先讲一个，然后宝宝讲……"宝宝讲后要予以肯定。如果饭还没有好，就继续，"还有 3 分钟就好啦，我们唱一支歌吧。"

4. 情绪性（思考）目标

ADHD 如何影响他们与孩子的情感关系？家长如何觉察到 ADHD 是怎样影响孩子的学习能力的？父母如何识别孩子的情绪，以及这些情绪是如何影响孩子的行为的？了解游戏的重要性。

5. 反思性目标

让家长反思为什么孩子患 ADHD 会影响他们之间的关系？回顾上周的策略和日记。

四、交互性亲子互动

家长的沟通互动方式应适合孩子的 ADHD 状况，帮助家长用孩子能够理解和回应的方式进行交流。

帮助父母理解与孩子沟通的重要性,以及 ADHD 对沟通会产生什么影响? 什么是有效沟通? 理解家长对孩子行为的"镜像"和榜样作用;理解对孩子尊重的重要性,家长如何对孩子用尊重的方式说话。

通过掌握 NFPP 策略和技巧来提高亲子之间的沟通,教给家长的策略如:获取关注,眼神接触,积极聆听;目标明确,语句简短,重复反馈;亲子间积极互动技巧和训练注意的游戏;运用"有机玻璃盾牌"技术缓解家长的强烈情绪;用"我们"和"我"的表达方式以示对孩子的尊重;教家长很多与孩子一起玩的感官游戏,如手指活动(玩黏土、面团)、"螃蟹行走"等。

● **案例 4-1**　　　　　**扩展表达**

　　妈妈要跟 4 岁的小 A 聊聊在公园玩的事情,希望能训练他的表达能力,但小 A 东张西望、心不在焉。治疗师就要教妈妈在聊天之前先叫小 A 的名字,走到孩子面前,俯身或蹲或坐以能与孩子大致平视,同时引导小 A 看着妈妈。妈妈则以积极而稳定的眼神看着孩子。妈妈的说话声音、语调要生动活泼,并配合手势和面部表情来表达,语句简单,说完要留点时间等待孩子的回应,激发小 A 有兴趣继续跟着说。在孩子说话时,妈妈要认真倾听,适当地点头或用语气词表示兴趣,适时地模仿小 A 说话以示听懂了或确认。如果孩子说的话不完整或很单调,妈妈就扩展一个词将话说完整或更生动。小 A 说:"湖里有鸭子。"妈妈好奇地回应:"哦,湖里有鸭子在愉快地游泳。"并用手做学鸭子游泳的动作。即使孩子在表达中语法有错误也不要指责,家长说出正确的就可以了。

五、基于评估的指导和注意力训练

帮助家长学会评估孩子的能力,用适合 ADHD 儿童的游戏来提升孩子的学习和解决问题的能力。主要目标是指导家长学会使用支架式技术和通过游戏训练注意力,在不断练习的基础上再拓展已有的技能以达到更高的水平。

● **案例 4-2**　　　　　　　　　**卡片游戏**

　　用卡片游戏训练孩子注意。在玩之前,先评估孩子能集中注意力玩多久,能认什么类型的卡片,玩什么水平的游戏,玩多少张卡片。与孩子玩配对游戏,评估其基础能力可以从 3 组配对开始,集中注意力 5 分钟。那么就从这个程度开始,多次练习直至能熟练完成后再增加配对数量和延长游戏的时间。还要教家长抓住家庭之外的可教机会,如在超市(拿着果汁品牌图片寻找同样品牌的果汁)、车里等场合学习新的技能。注意在与孩子的游戏中要给孩子获胜的机会。

六、行为管理和自我调控

　　学习运用经典的行为方法和奖惩机制,激励孩子选择建设性的行为,建立明确的规则和期望。

　　主要内容有帮助家长理解并学习如何与孩子一起使用行为矫正、做行为的功能分析、行为图表;学习一些策略能让孩子平静下来,如隔离、处理发脾气、鼓励期望的行为等。

● **案例 4-3**　　　　　　　　**行为图表奖励法**

　　处理小 A 发脾气的行为。帮助妈妈对发脾气、破坏玩具行为进行功能分析。小 A 发脾气的作用是什么?是受挫后的情绪发泄、获得关注还是要达到什么目的? 从而找到处理的方法。妈妈可以平静地说:"我知道你因为积木倒了而生气。我们先要静一静,冷静。"此时不要讲大道理,只是重申冷静。"冷静下来后,我们再继续搭。"用行为图表奖励,如果孩子玩积木受挫后不是大哭而是向家长说出来寻求帮助,就在图表上贴一个笑脸或加分。当 1 周积累 5 个笑脸或达到多少分后,周末可换取实质性奖励(如额外的游戏时间)。

七、系统论的推及和扩展

　　提高家长对家庭系统的认识,照养人之间保持一致,形成支持 ADHD 儿童发展的家庭系统,并将 NFPP 的方法迁移到教养孩子的更广泛的体系之中。

　　主要内容有教导家长帮助其他家庭成员以及相关人员(如老师)理解和管理 ADHD 儿童。这包括传授 NFPP 技巧,将这些策略技巧应用于家庭以外的其他场合中(如学校),同时学习运用社会故事法,根据孩子日常遇到的情况编写故事,帮助他们学习如何应对外部世界并理解社会规则。

●**案例 4-4**　　　　　　　　**奖励积分法**

　　小 A 上课分心,被叫起来回答问题时经常不会回答。因此,经常被老师批评学习态度不好,令小 A 对老师抵触,学习兴趣下降。小 A 的妈妈学习 NFPP 后主动约见老师,诚恳地告诉老师小 A 被诊断患有 ADHD,是大脑的发育障碍,不是故意不认真学习,并与老师讨论提高小 A 课堂注意力的技巧以及奖励策略,将小 A 安置在离老师较近的地方,用估计他能理解的更简单的问题向小 A 提问,使他能容易地回答正确,而且在提问前先走到小 A 面前轻轻碰触以引起他的注意,"小 A,听我说",老师将知识点用简短、具体的语句重复一遍,同时以鼓励的目光注视着小 A。一旦小 A 回答正确,老师便马上用更强烈的语气鼓励小 A。老师还与小 A 妈妈共同为小 A 制订了一套奖励积分法。不久后,小 A 更喜欢学习了,注意力也更集中了。

八、维持和传递

　　与家长探讨今后如何确保 NFPP 使用的可持续性,实现 ADHD 症状的持续改变,并指导孩子长期管理和监控自己的 ADHD。家长将知识传授给孩子,让孩子逐渐了解自己,并逐步放手让孩子学会管理自己的技巧。

●**案例 4-5**　　　　　　　　**自我管理法**

　　让小 A 早晨按时起床。不再每天早上叫醒孩子,而是给孩子提供闹钟,鼓励孩子使用闹钟。如果孩子一开始没办法自己起床,那么评估孩子自我提醒的能力，据此给予一些帮助的建议。从简单步骤尝试起，并反思每一步进展如何。即便最初尝试失败了，也不要气馁，在几个月后再尝试。

（张劲松）

第二节　聚焦执行功能的治疗

一、团体训练方案

本书主编带领团队基于对学龄前 ADHD 儿童神经心理测验和执行功能研究的结果，设计了适合 4～6 岁儿童的团体训练性治疗方案。经过训练性治疗，儿童的视觉空间能力、ADHD 诊断率和对立违抗行为得到显著改善，应用该方案进行干预的效果得到证实并发表了研究性论著。

整体方案包括 12 次训练，针对执行功能的主要包括 6 个方面：抑制能力、工作记忆、指令理解和执行、视觉精细运动、空间知觉和心理理论。每次训练中，儿童接受 60 分钟的训练，家长参与 30 分钟的培训（基础版 30 分钟，升级版本为 60 分钟）。

儿童训练中，40 分钟进行认知任务训练，每次有至少 4 个游戏形式的任务；随后是 15 分钟的作业练习任务以及 5 分钟的冥想和呼吸放松。每个任务中安排游戏，为了实现主要的任务目标也会涉及执行功能的其他成分。在对家长的培训中，教家长学会教养 ADHD 儿童的策略，提高儿童的注意力，减少多动/冲动的影响，并学习行为调控的技能，提高家长自身的技能，并且配合每次对儿童的训练内容布置家庭任务，家长协助完成。每次主要内容如下。

第一次：抑制能力。目标是训练儿童的抑制能力。在儿童的任务环节，教儿童多个需要控制力的游戏，如龟兔回家、放慢走直线、动物 Stroop。结束前进行冥想练习、深呼吸练习（用青蛙呼吸等孩子们容易理解而且喜欢的方式），结束时布置家庭作业。对家长培训的内容是关于 ADHD 的心理教育。

● **案例 4-6**   **动物 Stroop 游戏**

治疗师给儿童呈现动物图片,每张图片包含 2~4 个大小不同的动物,图片中动物的大小与现实中的大小也不同。要儿童尽快并准确地指出现实中最大的动物,如在图片中的小老虎和大青蛙中指出现实中大的动物,正确答案是老虎。

第二次:工作记忆。目标是训练工作记忆。在任务环节进行需要工作记忆的游戏,如图案配对、找不同、物品位置记忆等游戏。

对家长的培训内容是学习教养策略,如对视和予以有效指令的步骤(在予以指令前先获得孩子的注意)。

● **案例 4-7**   **物品位置记忆**

这个游戏训练既训练工作记忆也同时训练了空间知觉能力。治疗师在一个托盘中放上 4~8 个儿童熟悉的生活小物品,根据儿童的认知水平从少量开始,如钥匙、橡皮、硬币等,让儿童认真看 30 秒后盖上一块布,指着物品所在部位让儿童说出下面是什么东西。

第三次:指令理解。目标是训练儿童认真听和认真看、理解指令并按指令去做,包含了注意、记忆和控制能力。游戏如"我去超市"、仔细倾听、重复传话等。

在对家长的培训中,教家长学会在孩子的积极行为出现后,立即用有激情的言语予以表扬。

● **案例 4-8**   **身体语言**

治疗师用不同的身体动作发出指令,包括有 2~3 个步骤的序列性动作,如在跳一下之前挥挥右手。儿童需要先认真听指令并理解,然后认真看动作,按照正确的顺序完成任务。

第四次：空间知觉。目标是通过游戏训练儿童的空间知觉，认知任务有数积木、魔棍、拼图等游戏。

在对家长的培训中，教家长用温暖而坚定的语气，简单明了地下指令。

● **案例 4 - 9**　　　　　　　　　　**搭积木**

治疗师给孩子呈现用 5～10 块积木搭建的三维积木图，让儿童数图形中有几块积木。

第五次：视觉精细运动。主要目的是训练儿童手眼协调和注意能力，此外还要学习表达能力。认知任务有串珠子、挑拣珠子、折纸撕纸等。

在对家长的培训中，指导家长建立明确家庭的规则，家庭成员都应遵守这些规则，并建立合适的奖励和惩罚措施以促使家庭成员遵守规则。

● **案例 4 - 10**　　　　　　　　　　**串珠子**

给每个孩子一盒珠子和一根线，让他们用线将珠子一个一个串起来，并且在 3 分钟内尽量多地串珠子。

第六次：心理理论。目的是提高儿童的情绪理解和表达能力，包括情绪识别、情境理解以及社交表达。后者是指在同伴交往中，学会用适当的言语或手势动作表达，如赞扬、同情和安抚他人及与他人争执时的协商。

在对家长的培训中，教家长学会用计时器提高孩子的时间知觉、延迟满足和延长注意。

● **案例 4 - 11**　　　　　　　　　　**情境理解**

给孩子一些图片，并根据图片讲故事。然后，治疗师提问并引导孩子理解图片中人物的感受。如图片中有谁？他们是什么关系？发生了什么？他们有怎样的感受？他们将要做什么？他们这么做的目的是什么？然后会发生什么？

第七次至第十一次都是再次强化训练前面的能力,加入新的游戏。

第七次:抑制能力的强化训练。在认知任务训练中,用更多的游戏并逐渐提高难度,如:水果 Stroop,"大王说",合作运输训练控制能力和协作性,低声耳语游戏训练幼儿认真听、小声说。

在对家长的培训中,帮助家长寻找或教家长采用适合亲子的方式保持冷静,如平静时光和平静之所。

● **案例 4-12**　　　　　　　　"大王说"

治疗师做下某个动作的指令。如果指令前加上"大王说",那么孩子就立即做这个指令;如果没有说"大王说",那么孩子就不做这个动作。例如:"大王说举起手",孩子就举手;如果只是说"举手"或"妈妈说举手",孩子就不要举手。

第八次:工作记忆的强化训练。用第二次内容中的游戏如配对图案、寻找差异等来提高难度,增加词语接龙形式的游戏如"我去超市"或"我去公园"。

● **案例 4-13**　　　　　　　　我去超市

每个人开头语句是"我去超市买×××",后面的小朋友重复前一位小朋友的语句"我去超市买×××"后,再增加一样东西,说"我去超市买×××、×××",按顺序接下去。

这个游戏是考虑孩子有限的记忆容量(幼儿通常能说出 3±2 样东西),不要令孩子感到太难而受挫。如果 4 岁的孩子说出 3 样东西后难以继续复述,就重新开始。记住要不断地表扬孩子的努力。

第九次:指令理解强化训练。变换发指令的游戏内容,增加趣味性和难度。如养动物游戏:让孩子按指令找到动物,然后找到要求颜色的水笔,再找到指令要求的部位涂色。

第十次:空间知觉强化训练。继续用第四次中的游戏方式,提高难度,并增加其他形式的空间定位游戏。

第十一次：心理理论强化训练。用图片给孩子讲社交故事，鼓励说出其中人物的感受、不合理的情节，通过理解情境揣测人物的感受，练习用绘画表达感受。

第十二次：总结及结束。总结复习要点并结业发证书。在美好时光冥想中让孩子记住美好的感受，结束整个治疗。

二、辅助性训练

心智工具课程主要用于培养儿童的自我调节能力及其他执行功能，是专门针对学龄前儿童执行功能训练的干预方法，其强调社会性角色扮演游戏对 ADHD 儿童早期执行功能发展的重要性。在角色扮演游戏过程中，儿童要抑制自身的性格特点，记住自己和同伴的角色性格特点，在即兴表演时灵活转换。实验室测试结果表明：受试者的抑制控制、工作记忆和认知灵活性均有改善，且能显著提高儿童的自控力及学业成绩，但目前国内相关研究较少。

三、其他训练

1. CogMed 工作记忆训练

训练以计算机作为媒介，利用特定设计的电脑游戏不断增加受试儿童的工作记忆需求，进而提高儿童的工作记忆能力。每天训练 15 分钟，持续训练 5 周。训练结果显示：学龄前儿童的视觉空间工作记忆能力及语词工作记忆任务成绩均显著提高。

2. 运动训练

加强体育活动可以通过刺激神经生物学过程改善 ADHD 儿童的执行功能，并且有利于多种执行功能（如认知灵活性、情感控制、反应抑制）的发展，但需要更有说服力的研究数据证实。由于运动方式很多，哪种类型的运动和运动时间有助于改善执行功能，仍有待研究。

（张劲松）

第五章

社会情感的促进

第一节　国际上有关的治疗方案

ADHD 儿童的情绪表达以负面居多且情绪具有高冲动性，比普通儿童在情感表达方面更强烈、迅速，而且在情绪识别方面也存在缺陷。ADHD 儿童的情绪自我调控存在缺陷，即使初始情绪是正常的，但由于缺乏调控机制，也会出现过度应激反应，并导致情绪病理性的延长。

学龄前 ADHD 儿童存在的注意缺陷、多动/冲动以及社会情绪发展缺陷等问题，导致他们容易出现情绪失调以及冷漠无情特质。因此，在日常培养和专门培训或治疗中，应特别关注其社会情绪的发展。促进学龄前 ADHD 儿童的情绪发展，一方面要培训家长，另一方面是培训儿童本人。

国际上知名的培训方法中涉及的儿童情绪干预，大多并非专门针对 ADHD 儿童设计，但对这类儿童仍可能有效。以下做简单介绍。

一、亲子互动治疗

对于有外显行为问题的儿童来说，亲子互动治疗（PCIT）已被临床试验证实为有效的治疗方法。当与情绪发展策略相配合时，其效果比单纯的心理教育更为显著。PCIT 本身能有效治疗与学龄前 ADHD 儿童相关的风险因素，如无效的养育方式、母亲的抑郁情绪以及儿童合并的内化和外化症状等。它主要针对 2～12 岁有冲动或破坏问题的孩子，在游戏中教会家长和孩子互动的策略，从而建立更加良好的关系，包括孩子导向的互动方式与家长导向的互动方式两个阶段。研究显示，经过 PCIT，儿童的破坏性、冲动、对立违抗性问题行为减少,服从性和自尊水平提高,父母的压力降低。PCIT 还通过为父母提供商讨情绪和反应度的策略,提高孩子的情绪调节能力。

基于标准版本的 PCIT,针对有抑郁症状的学龄前儿童增加了情绪发展模块,形成 PCIT 情绪发展治疗方案（parent-child interaction therapy-emotional development,PCIT－ED）。PCIT－ED 的主要目标是改善亲子间的互动,治疗情绪症状,并减少对儿童的伤害。治疗模式是教导父母成为孩子的情绪教练,并增加他们的情绪调节能力。情绪发展模块有 8 次治疗,重点是增强父母在亲子互动中调节情绪的能力,教导儿童的情绪识别和适合年龄的放松技能,并现场指导使用情绪发展技能。PCIT－ED 强调父母对儿童情绪的反应和讨论,以及父母通过示范进行情绪表达。该方法或许可以成为治疗学龄前 ADHD 儿童情绪失调的一种新策略,但效果尚需要进一步研究。

二、指导和奖赏情绪技巧

指导和奖赏情绪技巧（coaching and rewarding emotional skills,CARES）是一种全新的对情绪干预策略的尝试。主要是父母通过一系列的任务和家庭作业使孩子学会认识和理解情绪。该策略包含 6 周活动或任务,以采用讲故事和图片的形式教会孩子如何通过面部表情认识情绪,理解不同情境下的情绪感受,并学习处理生气、悲伤、兴奋等情绪,利用正性强化来增加情绪标签和亲社会行为;通过模仿和角色扮演、正性强化等策略提高孩子承受痛苦的能力,减少攻击行为的发生。Datyner 等的研究表明,完成 CARES 训练的孩子在调控情绪的技巧和知识方面有所提升,在家中和学校里表现出更好的社交技能,社交退缩的行为更少,情绪语言、情绪理解、问题解决能力和社交技巧都有所增强。

三、促进选择性思维策略

促进选择性思维策略（promoting alternative thinking strategies,PATHS）主要是由学校老师主导的干预方案,针对 4～14 岁的儿童青少年,包含 5 个要素:自我控制、情绪理解、自尊自爱、关系处理和人际冲突解决技巧。PATHS 主要的学龄前版本为期 9 个月,每周开展,老师通过图片、故事及其他任务教给孩子情绪知识、自我控制和问题解决策略,以提高儿童的自我控制力、交友技巧（如分享、关怀等），以及理解自己和他人情绪的能力。

四、新森林教养方案

新森林教养方案（NFPP）是唯一针对 ADHD 学龄前和学龄儿童的一线干预方法。其中包含情绪管理的策略，不仅向家长传授管理自己情绪的技巧（如有机玻璃盾牌和面罩技术），并指导他们如何管理 ADHD 儿童的情绪（如安静时光策略等）。

（王姗姗）

第二节　国内的治疗方案

一、情绪调控训练方案

国内鲜有针对学龄前儿童情绪培训的系统性方案。上海新华医院临床心理科经过多年的研究和临床实践，建立起适合国内学龄前 ADHD 儿童的情绪调控训练方案（emotional regulation training program）。该训练方案主要训练学龄前 ADHD 儿童的情绪认知、处理和调控情绪的能力，包括增强幼儿在日常生活中的情绪识别、表达、共情和调控的技能，以及在应激事件中沉着应对的能力，同时也可提高儿童的行为自控能力等。通过运用图片、绘本、叙事和绘画等方式达到上述训练目标。每次训练后还会对家长进行培训，内容包括讨论儿童所学技巧在家庭中的应用、儿童目前存在的问题和改善方向、辅助家长管理孩子的情绪、家长自身的情绪及如何稳定。

（一）四个要素

该方案主要包括的 4 个要素：情绪识别、情绪理解、情绪表达、情绪调控，适合学龄前儿童（4～6 岁）。

干预形式：每次 4～5 名儿童参与，每周进行一次，每次持续 90 分钟。其中，儿童训练时间为 60 分钟，家长培训时间为 30 分钟，整个方案共进行 12 次。

干预流程：先进行儿童部分 1 小时，之后进行家长部分 30 分钟。儿童部分:复习 5 分钟(除外第一次),正念 5 分钟,学习新内容 40 分钟,自我体验 10 分钟;家长部分:教授家长技能及讨论。

(二) 三大模块

第一模块:情绪知觉技能。学习识别情绪,如情绪与身体感受,评价情绪强度,表达情绪;学习情绪理解技能,如情绪被什么引发,理解情绪发生的情境。

第二模块:共情技能。识别他人的情绪;认识和分享他人的情绪,提升心智化水平。

第三模块:不同情绪的调控技能。躯体功能:进食、睡眠、运动、健康;掌控技能:学习、兴趣爱好、力所能及的事情;表达技能:言语、非言语(绘画、手工等),诉说;认知技能:转换思维-积极思维。

(三) 课程安排

第一周:帮助儿童识别和理解什么是情绪,理解情绪会产生的身心反应,帮助孩子理解人在放松和不高兴时的身心反应,练习基本的情绪自我调控方法,如深呼吸、肌肉放松、心情乐园。

第二周:学会识别四种基本情绪(愉快、愤怒、伤心、害怕)的面部表情,身体姿势(手势等),命名内心感受、想法、躯体感觉等表现;学习理解和评价情绪的程度;掌握情绪自我调控的基本技能,日常的方法如听音乐、涂色、绘画、做手工、骑车等。分别列出自我情绪调控清单和亲子情绪调控清单,制作调整情绪的工具箱。

第三周:理解和认识愤怒情绪的内心感受、躯体感觉、食欲和睡眠等表现,识别不同程度的愤怒,理解愤怒的情境;学习控制冲动方法,如制怒三步骤(停一停,不要急;深呼吸,要冷静;想一想,好办法);学习更多的情绪调控技能,如转移注意、学说调控性言语、协商解决的办法,学习使用小策略"遥控器"。

第四周:学会识别常见的高级情感,如同情、友善、哀伤、沮丧等,识别这些情绪感受的面部表情、姿势动作、言语和身体反应等;学会评估这些情绪感受的程度,理解发生这些情感的情境(情绪与事件的关系);学会表达自己的情感,如"我的猫死了,我感到很伤心";学会情绪调控方法,如想着美好的回忆或未来情景、学说调控语言。

第五周:学会识别更多常见的高级情感,正性情感如自豪、关心,负性情感如嫉妒、自责、挫败;了解识别复杂情绪感受的面部表情、姿势动作、言语和身体反应等;学会理解产生这些社会情绪的情境;学习对别人表达情感,如"我喜欢你送的礼物""我希望你帮我,但你不愿意,这令我失望"。

ADHD儿童经常会感到无聊,帮助他们发现无聊时的感受是怎样的,什么时候会感到无聊,做些什么事可以避免无聊。

第六周:学习理解想法-情绪-行为和躯体感受的关系;通过绘本故事等资源,理解积极想法和消极想法,植入积极情绪、正性认知;学习新的情绪调控技能,如思维转换器,帮助孩子从消极想法转到更积极的想法上。

第七周:学习识别他人和自己的情绪状态(情绪、内心感受、躯体感觉及强烈程度),帮助孩子在情境中理解他人的感受和自己的感受的区别,更多地尝试理解他人的情绪感受,体会设身处地、将心比心;学习调控对他人情绪的过度反应,如对他人愤怒、伤心、自豪的反应。

第八周:借助绘本故事等资源,学会从不同角度看事情,理解对同一件事情我和别人可能有不同的看法;帮助孩子学会接纳不同的观点,认可并欣赏自己与他人的观点;对他人的观点表示好奇、兴趣、开放,转换自己的想法;通过不断的情境练习,在情境故事中学会看到更多的可能,学会理解他人和自己想法的不同,找到更友善的解决办法。

第九周:帮助孩子理解什么事情会产生压力(应激),应激会带来哪些情绪和身体的反应;学习一些办法,预防可怕或糟糕的事情发生,并且处理糟糕的情绪、赶走糟糕的感觉(如蝴蝶拍、情绪垃圾桶等)。

第十周:帮助孩子理解互帮互助、合作、分享的意义和感受,建立积极的社交互动。在发生冲突的时候,学会更加正确的沟通技巧,学会宽容别人、相互帮助等更多亲社会行为。帮助孩子找到更多合适的、可替代性的解决方式来处理遇到的生活事件,学会友善地与他人相处的技能,如冲别人微笑、表扬别人。

第十一周:学会理解常见的分离事件,与亲朋好友的分离或丧失以及常见情绪反应(如孤独、哀伤);理解勇敢和坚强的积极意义,植入更多的积极信念;学习应对分离和丧失的方法。

第十二周:理解什么是嘲笑和欺凌,理解嘲笑和欺凌会产生的情绪反应

（恐惧、无助、生气等）。鼓励孩子分享并讨论自己的类似经历，学习应对嘲笑和欺负的方法。复习之前每周的主要内容，重点强化一些技巧和办法，最后结束整个团体治疗。

二、临床实践

● 案例 5–1

小 A，男孩，5 岁，幼儿园中班，因过分好动、易发脾气、攻击人被父母带来看儿童心理门诊。小 A 从正式进入幼儿园开始的半年后，各种烦扰的行为问题就开始接踵而来，主要表现在几个方面：①以自我为中心，得不到满足就打人，抢别人东西；②权威意识淡薄，对老师没有敬畏，不服从管理，上课时随意走动；③在幼儿园不愿意和大家做相同的事和集体活动，比如一起跳舞、唱歌；④容易生气，情绪起伏大，发脾气时会不分场合打父母和家中长辈。父母对小 A 批评过、骂过也打过，但收效甚微，他的脾气反而更大、对立行为更多。

医生经过全面的病史采集和评估，诊断小 A 为"ADHD 与对立违抗性障碍共病"。治疗方案包括：家长的心理教育、父母教养艺术课程和学龄前儿童情绪管理的团体治疗（对家长和儿童通俗地简称为"课程"）。

首先，我们先对小 A 父母做了一些心理健康宣教，帮助父母理解儿童的行为问题和情绪是一对双胞胎，互有关联，建议小 A 妈妈先避免打骂孩子，帮助家长意识到打骂孩子不仅起不到效果，反而会让孩子的对立违抗行为更多。另一方面，协调家庭成员，设置家庭规则，规则是大人和孩子必须共同遵守的。

然后，在小 A 参加学龄前儿童情绪管理的课程中，我们教会孩子和父母如何识别情绪，识别不同情绪的表情线索和身体线索，并且学会理解情绪发生的情境。我们会给孩子准备一些空白脸谱，让孩子分别把生气、伤心、开心等情绪画出来。

另外，让 ADHD 儿童学会表达情绪也很重要。我们教会孩子在情绪来临时，如何用语言表达自己的情绪，可以说："我感到……，因为……，我希望……。"鼓励孩子说出自己的内心感受。

在课程中,我们还教会小 A 更多的情绪管理技巧。教会孩子深呼吸,学会"制怒三步骤";还教会孩子用思维转换器转换自己的想法,多往积极的方向想,学会尝试理解和考虑别人的感受等。在不断地努力学习和尝试改变中,小 A 学会了更多的情绪管理办法。

小 A 的父母也在学习中能够更好地识别和理解孩子的情绪。比如在某个活动中,小 A 因为没有分到喜欢的玩具而大发脾气。妈妈注视着他的眼睛说:"宝贝,妈妈知道了,你是因为没有被分到喜欢的玩具在生气,妈妈也觉得是有点失望,要不我们试试有没有其他小朋友愿意和我们交换的。如果实在没有,我们只能接受这个玩具,争取下次能分到。"小 A 最后听从了妈妈的建议。

在情绪管理课程结束之后,小 A 的问题行为变得越来越少,他可以去上幼儿园,且跟同伴相处得还不错,被老师投诉的次数也减少了很多。当小 A 在遇到生气事情的时候,他开始会用更适合的方式表达自己的感受。小 A 的父母也觉得能够更好地帮助孩子平静下来。

（王姗姗）

第六章

家庭功能的提升

第一节　家长的教养策略

由于家长缺乏应对 ADHD 儿童问题的教养技能,家庭环境、家庭功能往往存在缺陷或因 ADHD 的表现而受到损害,因此培训家长是 ADHD 治疗中一个重要内容。在前文介绍的美国儿科学会推荐的儿童 ADHD 治疗方法中,均将提升家长的教养技能放在首位,尤其对低龄 ADHD 儿童的治疗,需要更多地对家长进行培训。

一、帮助家长了解 ADHD

提高家长对 ADHD 的认识并了解 ADHD 症状在自己孩子身上的具体表现,理解孩子的行为。例如,告诉家长 ADHD 是一种神经发育性行为障碍,ADHD 儿童的核心问题是注意缺陷和过分好动/冲动,伴随着对立违抗、情绪失调、学习困难等问题,以及 ADHD 的病因、学龄前期的症状特点和治疗方法、家庭管理、学校教育以及预后。向家长解释关于 ADHD 的疑惑、不解和误解。帮助家长了解自己孩子除了 ADHD 以外的其他特质,如气质特点和各种能力的发展水平,以及孩子的长处等。

二、帮助家长理解幼儿心理和教养原则

包括幼儿心理发展的特点、行为学原则(对行为的强化和消退、奖惩原则、社会性学习)、亲子关系的模式、家庭对幼儿的影响(积极因素和消极因素)、基本的教养原则。让家长理解任何教养原则都需要获得家庭中所有照

养人的一致认可,并需持续坚持执行。

三、对 ADHD 幼儿的教养策略

教家长学会运用管理 ADHD 的策略是家长培训的核心,这些策略不仅适用于家庭环境,也需要延伸到家庭之外的场合。配合对儿童的每次培训内容设计系统化的培训。

1. 提高专心和注意的技术

进行能专注的活动或游戏,如下棋、做手工以及需要专注的简单家务;结合言语和视觉提示以提高注意;生活规律,在孩子精神好的时间做更需要专心的事情;保证足够的睡眠;避免无所事事的时间,如需要等候时与孩子玩配对卡片或词语游戏;外出时给孩子安排 1～2 项要保持注意的任务,如在乘车时数乘几站后下车,在商店购物时注意寻找要买的东西在哪里。

2. 降低多动的影响

对过分好动的幼儿不要限制其活动而是要引导其活动。家长多安排时间陪孩子进行户外体能活动,当其体力消耗一些后再做需要安静的事情则更容易;如果要孩子停下正在做的事情(玩游戏)转到另一件事情(如吃饭)之前,要留有足够的过渡时间;合理安排各种活动和生活的时间,每天时间一致,睡觉前至少 1 小时不做容易兴奋的事情,而是调暗灯光做睡前准备,平静地讲睡前故事;要孩子做安静的事情需要创造平静的环境;限制看电视和玩电子游戏的内容和时间,避免长时间处于兴奋状态。

如何发出有效指令

- 下指令前的考虑:指令是否合理、是否必须执行? 一天中下了多少指令? 孩子听了多少指令? 减少不必要的指令。
- 获得孩子的注意:当必须要下指令时,要减少干扰物,确保让孩子先注意到家长。
- 多接触、少说话:走向孩子,接触他(她)的手、前臂或肩膀,看着他(她)的眼睛,然后简短陈述要求。
- 言简意赅、直接:指令言语应具体,不多解释,少讲大道理,对必须执行的指令不要用征询的问句。

● 确认：说完后鼓励孩子重复所听到的话，确保他（她）听到而且理解了。

● 等待执行：发出指令后，给孩子一定的时间来遵守。不要因孩子没有马上执行而急着喊叫，观察孩子为什么没有马上做。如果孩子将前面的事情做完了而仍未执行，则再冷静地重复一遍。

● 不要一次下多个指令。

（张劲松）

第二节　反思性养育

不利的家庭教养环境是儿童出现 ADHD 症状和其他行为表现的风险因素，教养行为直接影响孩子的神经心理、学业和社会功能。通常，对儿童 ADHD 的治疗主要集中在对注意力不集中和多动/冲动的核心症状上，但这些症状往往与心智化或理解自己与他人的情感和意图有关。有研究发现，ADHD 儿童如果心智化水平越低，其症状表现就越严重。患有 ADHD 的父母也比非 ADHD 父母在心智化方面有更多的困难，在养育孩子中有更多的困难。

心智化缺陷会影响家长的反思，即家长觉察自己和孩子的状态、思考自己与孩子之间的关系，从而显著地影响家长的教养效能、亲子关系，以及孩子心智化的发展。因此，需要指导家长在抚养教育孩子中学会反思，通过反思提升养育技能，即反思性养育。反思性养育可以增强家长管理儿童的意愿、动机和能力，提升家长在养育时的胜任力、满意度及家庭功能，避免不当的教养方式，而且对建立安全依恋关系至关重要。

孩子的行为与孩子内心世界有关，家长的行为与家长内心世界有关，我们无法准确地知道行为背后的意义，反思性能力可以协助我们理解。事情总是存在多于一种可能性的含义，我们所能做的就是做最好的猜测，对其他可能保持开放和灵活的态度。在反思性养育中,强调父母对孩子产生误解这种情况一直普遍存在,但通过不断地反思,父母有可能在这个过程中不断提升自身的反思能力,及时发现误解并做出澄清和修正。在反思性教养中,还通过训练情绪调控能力提升心智化水平。

对 ADHD 儿童的教养涉及整个家庭中的成人,尤其需要提升家长的反思性养育能力,有条件的机构或专业人员可以进行以反思性养育为核心的心智化家庭治疗。心智化家庭治疗的目的不在于解决所有的问题,而是在于通过培养家长的心智化技巧,帮助家庭成员相互支持,并参与到建设性和合作性的问题解决过程中来,以此提升家庭的功能。对于 ADHD 儿童反思性教养的一些核心要点如下。

1. 识别和增强父母的心智化表现

父母表现出对孩子的兴趣并做出积极的回应。如"我看你做作业的时候唉声叹气,你是觉得做作业时间太长了需要休息,还是你遇到了困难? 你是否需要我的帮助?"

2. 分享和激发好奇心,用一种探寻的态度分享假设

ADHD 儿童的行为受生物学因素的影响,也受其内在想法和情绪的影响。例如:"我感到你有点委屈。""我在想你可能对这个事情有不同的看法,你希望我能多听一听你的想法。"

3. 暂停和搜寻

在开展亲子互动的过程中,当遇到冲突和矛盾时,父母不要急于马上反驳孩子,而是先将兴趣表现在对互动中的每个人的想法和感受上。例如:"我们对于这件事情有不同的看法,我希望我们都能先停下来,冷静之后再沟通。""我能感受到你很生气,我希望能够帮助你,但是你不听,我也很无助和委屈。"

4. 识别非心智化的陈述偏好

指出那些典型的、毫无目的的、重复性的对话过程,以推动家庭成员进入心智化的立场。例如:指责孩子"你怎么总是不听话""你故意跟我作对";父亲指责患有 ADHD 的母亲没有管好孩子,"你总是对孩子没有原则"。

5. 识别和标记隐藏的感受状态

鼓励家庭成员识别、标记并表达感受。例如:"我现在有点委屈,我希望你能安慰我""我现在有点生气,我需要冷静一会儿"等。

6. 使用假设和反事实

思考"要是……的话,会怎么样呀?""如果事情可以发生改变,你希望会有什么样的不同?"

父母通过反思来更好地理解 ADHD 儿童某一行为背后的原因,从而采取更适宜的回应,帮助 ADHD 儿童有效控制负面的行为问题。例如,一个 ADHD 儿童在上课的时候分心明显,父母除了不断地批评孩子要专心听讲之外,也需要看到这个分心背后更多的原因和意义。如果无法尽全力去猜测孩子行为背后的动机,父母所采取的行动往往会是隔靴搔痒,无法真正解决问题。

培训 ADHD 儿童的家长的反思性养育时,我们需要帮助 ADHD 儿童的家长学会并尊重这样一个事实:即便是 ADHD 的幼儿,也对这个世界拥有自己的观点和看法。当我们和孩子之间发生误解或冲突时,父母需要觉察到自己和孩子的观点和看法,然后与孩子一起努力理解彼此之间是如何相互影响的。通过"你—我—我们"的亲子关系视角,我们可以更有效地锻炼反思能力。例如,一个 ADHD 的幼儿想要妈妈陪自己玩,但是妈妈在忙工作,没有回应孩子,孩子开始大发脾气。这个时候我们如何反思孩子发脾气的行为,可以从"你—我—我们"视角来解读孩子的行为。

你(儿童)的观点:"你真的很生气,因为我现在没和你说话。"

我(父母)的观点:"我现在很忙,在赶时间,所以现在不能和你说话。"

我们的观点:"当我在忙而没空和你说话的时候,你生气了然后冲我大喊大叫,然后我也生气了,冲你大喊大叫,这让你感觉不好,所以你哭了。"

可以用如下的方式来不断地提升反思的能力,更好地理解 ADHD 儿童行为背后的意义,找到合适的回应方式帮助孩子有效控制行为。例如:

发生的事件:

_____。

你的观点(儿童的观点):

_____。

我的观点(父母的观点):

_____。

我们的观点:

_____。

训练反思性养育的能力,帮助父母使用反思性的视角来与孩子互动,并理解彼此的行为,一般来说需要 5 个步骤:

(1) 停下来,慢下来(需要有意识地训练自己停下来的能力)。

(2) 专注于当下(意识只发生在当下)。

(3) 观察自己和孩子的行为,客观地描述行为本身,用语言命名这些行为。

① 例如:我看到孩子头转向一边,眼睛不看着我,身体背对着我;我在对他大喊大叫,我眉头皱紧,语气急促。

②(写下你的描述)_____。

(4) 反思(思考、调控):看到更多的可能,重新思考自己和孩子的行为意义,重新思考彼此间的关系。记录下孩子的感受、意图是什么,你有什么感觉、你的意图。

① 例如:我觉得孩子这个时候感觉有点不耐烦了,他也觉得很委屈,他不想听我再批评他了;我觉得自己此时有点生气,我想要让他知道做事情要认真。

②(写下你的描述)_____。

(5) 回应(自己的感觉):回应而不是采取行动,帮助家长理解什么是行动,什么是回应,你将如何回应孩子,取决于你的感受以及你认为他的感受。

可以使用的回应的技术:承认感受;传达限制;提供替代方案。

① 例如:我看到你有点不耐烦了,你觉得有点委屈,我也有点生气,我希望你更认真一些,我们可以先休息 10 分钟,然后再继续做作业。

②(写下你的描述)_____。

通过不断的练习,提升父母对孩子行为背后的意义的理解,用更适时、适度的方式帮助孩子管理好自己的行为,增强亲子关系。反思性养育方式还包括父母更多地对自己的情绪状态的觉察,以及如何更好地调节自己的压力,设置合适的界限等。

● 案例6-1

想象这样一个场景,现在是晚上 9 点 30 分,4 岁的 ADHD 儿童小 A 和他 9 岁的表哥在客厅里看动画片,小 A 很兴奋,因为他好久没见到表哥了。今天他们玩了一天,而小 A 的妈妈正在厨房做家务,妈妈知道现在是小 A 上床睡觉的时间了,但是她也知道如果这时候去提醒孩子,孩子肯定又会开始大喊大叫、发脾气了。她不想过去,但是想象接下来会发生的事情她又很生气。她本来今天就忙了一天的工作了,这个孩子还这么不听话。于是,她在厨房开始喊起来:"小A,别看电视了,快上床睡觉去啦!"小A开始喊道:"等会儿,我这集快看完了,等下再去。"妈妈继续喊道:"不行,快点去!"然后孩子开始大哭起来,新的一轮崩溃又继续上演。

针对小A不听话的问题,用反思性养育的方式,小A妈妈会这样做:她在快结束的15分钟和5分钟时会提醒孩子们准备关电视、上床睡觉(因为她提前预期到如果临时直接过去提醒孩子关电视,他肯定会哇哇大叫)。然后到9点30分后,她会在喊叫之前,先觉察下自己现在的情绪:"我现在很累,还有点焦虑,我担心小A等会儿又发脾气,我忍不住又要骂他了"。她先深呼吸让自己平静一下,她想到:当她今天告诉小A哥哥要来家里玩的时候,小A好开心,他很喜欢和表哥一起玩,现在如果叫他把电视机关了对他来说确实是件很困难的事情。于是,她从厨房出来,走到小A和外甥跟前,低下身子,温和而坚定地对他们说:"现在把电视暂停,我有话要对你们说。"小A把电视暂停了。

妈妈说:"我知道你们今天很开心,还想要继续看电视。"

小A回答道:"是的,妈妈,电视太好看了。"

妈妈说:"我知道,现在叫你们关电视很难,但是我之前就提醒过你们了,9点半到了,我们要关电视然后洗漱。"

小A说:"不,我不要。"

妈妈说:"我知道这对你来说有点困难。"

小A说:"是的,我能再看一会儿吗?"

妈妈说:"我知道你还想继续玩,你很想和表哥多玩一会儿,今天是很难得的一天。"

小A说:"是的,我好久都没见到他了。"

妈妈:"我知道,但现在9点半了,是上床睡觉的时间了,我非常期待明天你们还可以继续玩、继续看电视的时光。"

最后小A不说话了,把电视机关了,上床睡觉去了。

第三节　正念教养

正念(mindfulness)是指一种对当下有意识的、不评判的注意,鼓励聚焦此时此地、关注现实和接受现实本来的样子。自从1978年美国卡巴金博士创立了正念减压疗法,随后以正念为基础的疗法在心理学界兴起,对抑郁、焦虑以及其他多种身心问题均有显著的效果,也被广泛应用于亚健康和健康人群,帮助人们智慧地应对困难的情绪状态,建立一种从情绪问题中恢复的能力,以便接纳现实,改善自己与问题的关系。

正念教养(mindfulness parenting)是指导家长在教养中有意识地、尽力将不带评判的觉知带入每一时刻,包括对内在现象进行觉知,也包括对外部现象(如孩子、家庭、社会文化等)进行觉知。这是一种持续的实践,通过学习和实践,使家长能够更好地觉察孩子的独特性、感情和需要;更好地保持在当下,全神贯注地倾听孩子;辨别和接纳事情的本来面目,无论它是快乐的还是痛苦的;辨别自己的反应性冲动,以慈爱和冷静的态度应对育儿中的挑战;以更加合适、更有想象力的方式回应孩子。

卡巴金提出了正念教养的三个要素,即自主权、同理心和接纳。自主权是指父母认识到每个孩子都是独特的个体,提供空间表示对孩子的尊重。同理心是父母能够站在孩子的角度看待事物,了解孩子的需求和感受。接纳是指父母认识并承认孩子本来的样子,接受他们真实的面貌,让他们做自己。这三个要素紧密联结、共同作用。

基于卡巴金正念教养的理念,一些较为系统的正念教养方案被开发出来。有研究表明,正念教养对父母自身、孩子和亲子关系都会产生一定的积极作用。不同的研究者所使用的正念教养方案各有不同,大致是三种方向:一是将正念减压疗法(mindfulness-based stress reduction,MBSR)或正念认知疗法(mindfulness-based cognitive therapy,MBCT)直接用于父母群体,二是在现有的父母教养训练上增加正念的元素,三是在原有的正念干预方案之上增加正念教养的内容。后两类是目前比较完善的方案且有实证研究支持。

聚焦于 ADHD 的正念教养是目前 ADHD 相关研究的前沿主题。多项证据表明，以正念为基础的干预对儿童和成人 ADHD 具有显著疗效。一些初步研究表明，正念可能是提高父母自我调节能力的有效方法。以往的 ADHD 父母教养方案大多集中在教授父母技能方面，但越来越多的研究发现，父母的情绪和心理状态会阻碍家长和孩子从这些课程中获益。正念教养有助于解决这一问题。

目前有三种较为系统的聚焦于 ADHD 的正念教养方案。一是家长的阅读指导手册，主要是《ADHD 儿童的正念养育》(*Mindful Parenting for ADHD*)和《正念父母心》。《正念父母心》是卡巴金博士的作品，也是正念教养的开山之作，有些研究会将这本书作为 ADHD 儿童父母的心理教育读物，但未形成系统的训练课程。《ADHD 儿童的正念养育》是在原有的 ADHD 教养方法基础上加上家长的正念练习和指导，但缺少相应的实证研究，本书对此不做具体介绍。

另外两种方案是正念强化行为父母训练(mindfulness-enhanced behavioral parent training，MBPT)和正念教养方案。两个方案都聚焦于减轻父母在养育中的教养压力和情绪问题，并寻求改善与孩子的关系；不同之处在于正念强化。父母训练方案在原有的执行功能训练或父母行为训练的基础上，融入正念元素，形成系统课程。而正念教养是基于 MBSR/MBCT，融入教养内容，结合依恋理论、图式疗法、进化心理学等。两个方案的研究结果表明，正念教养对 ADHD 孩子的核心症状的改善相对有限，但显著改善了父母的教养方式和减少了教养压力，且效果在随访中得以保持。

下面我们将介绍两种方案的大致框架和内容。

一、行为家长训练

行为家长训练(BPT)是一种应用广泛的帮助 ADHD 儿童家庭的循证方法，旨在帮助家长学习一些教养和管理技能，从而减少儿童的消极行为问题。但研究表明，父母实施 BPT 技能的能力实际上会受到父母情绪失调的影响。MBPT 在原有针对 ADHD 的标准 BPT 基础上，增加了正念训练的部分(MBCT＋MBSR＋《正念父母心》)，以促进 ADHD 儿童的家庭养育环境。

MBPT方案共12节课,每节课2小时,一般由10～12名ADHD儿童的家长参加。每节课的课程时间安排包括:①20分钟家庭练习回顾和问题解决;②30分钟正念练习和讨论;③10分钟休息;④20分钟新内容讲解;⑤30分钟提问和布置家庭练习。训练主题及其课次见表6-1。

随机对照研究结果表明,与标准行为父母训练组相比,MBPT组父母的严厉管教行为减少,自我调节能力提高。两组父母在养育能力和改善儿童多动症的症状方面均取得了一定成效。在正念教养或教养压力方面两组间差异无统计学意义。

表6-1　正念强化行为父母训练(MBPT)主题

课次	主　题	课次	主　题
1	正念和ADHD的概述	7	静坐练习＋奖励
2	进一步学习正念,葡萄干练习和身体扫描	8	慈悲＋疑难解答
3	静坐练习＋执行功能和学校策略	9	听觉冥想＋合作取向问题解决
4	SOBER应对空间＋以孩子为中心的游戏	10	应对消极空间＋后果
5	STOP自动导航＋指令	11	身体扫描和SOBER＋暂时隔离
6	身体扫描＋忽视	12	正念行走＋总结

二、正念教养

这一方案是目前聚焦ADHD且应用最为广泛的正念教养方案。与正念强化家长行为训练方案不同,正念教养方案对执行功能相关策略涉及不多,其核心在于正念教养概念,旨在减轻家长教养压力水平。方案中不仅包含了传统的正念教养的核心理念,还融入了依恋理论、进化心理学、图式疗法、慈爱冥想等内容。其适用范围广泛,不仅针对ADHD家长,也适用于所有因教养高需求而体验到高水平压力的家长。这些家长往往因难以应对教养压力而影响到其教养行为以及与孩子和配偶的关系。

常规的正念教养课程共8周,每节课3小时,课程中间休息15分钟。正念教养课程可与儿童正念训练（8～16 岁）相配套进行（mindfulness for children with ADHD and mindful parenting，Mind Champ），这时每节课可调整为 1.5 小时，一个团体一般包含 5～9 个家庭。除了第一、五、八节课之外，孩子和家长分开上课。每周会布置家庭练习，一般儿童正念练习需 15 分钟，家长正念练习需 30～45 分钟。需要注意的是，不建议家长教授孩子正念，将智慧和正念带给孩子的最好方式是将自己变成你希望他成为的人。正念教养方案主题详见表 6-2。

表 6-2 标准 8 周正念教养方案主题

课次	主　题	课次	主　题
1	自动化教养	5	教养模式和图式
2	"初心"教育方式	6	冲突和养育
3	作为家长，与我们的身体重新建立联结	7	爱与界限——慈爱的培养与界限的设定
4	对教养压力的回应与反应	8	我们到达目的地了吗——育儿的正念之路

第一课：核心主题是要意识到，自己与孩子的日常互动、压力情境下等教养过程中，存在的自动化模式。

第二课：学习用初心去观察孩子。过往我们过多地关注孩子的缺点，忽略了孩子的很多优点。

第三课：主题是在教养中觉察自己身体的知觉，觉察身体界限，照顾身体。

第四课：觉知教养压力。在身体上觉察到这些压力，学习接纳压力而不是推开。

第五课：帮助家长认识自己的反应式教养模式，以及自己的童年经历如何影响对孩子的教养。

第六课：探究亲子冲突。将冲突重构为与孩子一起成长和亲密的机会。

第七课：引入正式的慈爱冥想练习，培养内在的慈悲与爱的能力。

第八课：对学习进行反思和总结。有时，研究者还会在半年后进行一次后续随访，了解家长们在课程中所学的内容是否能延续到他们的生活中。

● **案例 6-2**

　　在参加完 8 周正念教养课程之后，一位 ADHD 儿童的父亲这样写道："正念教养对我最大的帮助是改变了我对孩子、家庭、父母和生活的看法。我意识到，我对现实的想法并不是真实的或正确的。例如，我的孩子考试没考好，当我回到家时他正在玩游戏。我会自动把考试失败、玩游戏、懒惰联系到一起，于是立刻感到很愤怒并责骂孩子。但现在，我依然可能会立刻产生一些消极的评判，但同时我也知道我的孩子在注意力方面存在困难，他已经尽自己最大的努力了。当我能以这种视角看待孩子时，我就能不做出责骂孩子的反应。

　　学习了正念教养，我能够更清楚地看到自己的反应，也学会在反应之前暂停一下。我试着用更加宽容的态度看待自己和孩子，放下过多的期待。"

（陆璐）

第四节　家庭治疗

　　家庭治疗是以家庭为治疗对象的一种治疗方法。家庭通常被视为一个系统，因代际、性别、兴趣、功能等不同，家庭中还存在不同的亚系统。家庭中的个体、亚系统之间存在着家庭界限，这是一种规定着家庭内部人与人之间关系的看不见的屏障。家庭界限的清晰是评估家庭功能的有效变量，清晰的界限往往能更好地维持家庭功能，僵化的界限容易导致家庭关系疏离，弥散的界限可能导致关系缠结。

　　随着家庭治疗领域研究进步和技术的发展，ADHD 的家庭治疗技术和方法也在不断更新和变化。1999 年，桑德拉·埃弗雷特（Sandra Volgy Everett）等出版了《ADHD 的家庭治疗：儿童、青少年和成人》一书，该书描述了一个全面的发展框架，可评估 ADHD 在核心家庭、跨代以及整个家庭生命周期中的影响，帮助家庭理解和照顾 ADHD 儿童，尊重兄弟姐妹的需求；发展更好的家庭管理和结构；提高应对和沟通能力；稳定婚姻关系。2018 年，国内学者钱英博士出版了《注意缺陷多动障碍儿童心理治疗——系统式执行功能多家庭团体训练》一书,详细阐述了系统式执行功能多家庭团体训练理论体系和操作流程。

ADHD 有一定的生物遗传学基础,不完全是由家庭关系欠佳所导致,但是环境和教育对 ADHD 儿童的影响同样不可忽视,被 ADHD 困扰的儿童及其家庭往往维持着一些可能带来痛苦的互动模式。ADHD 儿童的家长在教养过程中面临压力,有时不得不面对一些令他们感到无能为力,甚至无助的状况。以往,传统的家庭治疗师习惯于将孩子当作家庭关系的受害者对待,例如孩子被动或主动卷入父母未解决的冲突中,成为家庭冲突中的"替罪羊",或者孩子作为代际派遣者去实现上代甚至祖辈未完成的愿望等。但近年来,从事家庭工作的专业人员开始关注家长的无助感,并认识到父母也会感到痛苦,这种痛苦可能是创伤性体验。这样的转变为治疗带来了新的系统视角。

在回顾 ADHD 的家庭治疗时,我们发现其中部分措施正是这一新视角的体现。对 ADHD 的家庭干预包含两种主要形式:家长培训和家庭治疗方案。即将父母作为孩子的训练师角色对孩子的行为进行管理和训练,同时有的方案也考虑到 ADHD 症状给孩子和父母的关系带来的痛苦和僵局,并做出调整。家长培训部分内容在前文中父母教养部分有专门介绍,此处不再赘述。本节重点讨论以家庭为导向的治疗方案。

一、亲子互动治疗

20 世纪 70 年代,Sheila M. Eyberg 开发了亲子互动治疗(PCIT),该疗法基于依恋理论、父母教养方式和社会学习理论。最初为幼儿(2～7 岁)设计,PCIT 主要应用于 ADHD 和对立违抗性障碍的治疗,后扩展至社交焦虑症、场所恐惧症等焦虑谱系障碍的治疗。PCIT 的目的是加强孩子和父母之间的关系,建立融洽的关系,有效管理孩子的行为,让孩子有更多的内在动机去顺从,增进父母对孩子的积极感受,形成积极的循环。

PCIT 包含两个阶段,分别是以孩子为主导的治疗(child-directed interaction,CDI)和以父母为主导的治疗(parent-directed interaction,PDI)。CDI 阶段的主要目标是加强亲子之间的依恋关系。治疗师会指导父母方法和技巧——PRIDE 策略，比如父母跟孩子玩耍时，称赞其特定行为，反思儿童的陈述，模仿孩子玩耍时的动作，描述孩子行为，热情地投入游戏，尽量避免下命令、指出问题和批评等。一般游戏是事先安排好的，孩子可以自主选择玩具，父母也会引导。培训父母时，会要求父母佩戴耳机，治疗师通过单向玻璃观察亲子互动，并用麦克风和耳机培训父母引导、互动的技巧。当父母的 CDI 技巧水平达到一定标准，如提供 10 个对儿童行为的描述，10 个赞扬行为，10 个反映儿童的陈述，同时在没有治疗师的帮助下，在 5 分钟游戏中下达命令、问题和批评不超过 3 个（以上标准可以适时调整）。父母熟练掌握和运用 PRIDE 策略后，即为 PDI 治疗奠定了基础，随后就可进入 PDI 阶段。

PDI 阶段的主要目标是行为管理，强调纪律的约束。父母继续使用 CDI 阶段学习到的方法和技巧。治疗师会教导父母新的技能，即如何给出恰当、有效的指令。父母发出明确指令，让孩子确切知道被期待的行为是什么。为了增强孩子对指令的理解，可以有视觉提示或模仿动作。接下来，父母根据孩子的反应学习要遵循的步骤，治疗火车变得可预测和可控。如果孩子服从指令，父母就热情表扬。如果孩子不服从指令，父母会要求孩子坐到计时椅上；如孩子不愿意待在椅子上，还可以到安全隔离区。父母须发出有效指令，并正确执行（即表扬孩子遵守指令的行为，提醒孩子超时执行指令或不遵守指令的行为）。

Briegel 等研究表明，PCIT 可以有效帮助 ADHD 儿童与他人建立融洽的关系，提升自信和自尊。父母常运用 PCIT 中的方法，如称赞行为、模仿孩子玩耍动作、描述孩子行为等，来增强与孩子的联系和积极感受。参与 PCIT 治疗后，父母在管理孩子行为上更自信。

二、多家庭治疗

多家庭治疗（MFT）是 ADHD 治疗方案的一部分。该治疗方案包含三个部分，其中第一部分是 ADHD 家长教育和行为管理策略培训；第二部分是多家庭治疗；第三部分是儿童治疗小组，重点是管理和改善症状、发展社交技能。在多家庭团体治疗的过程中，通过将几个 ADHD 儿童家庭聚集在一起，构建亲子会面，促进多个家庭互动，交流 ADHD 孩子的教养问题，让家庭成员共同参与症状和行为管理。

多家庭团体治疗通常以热身游戏开始,让孩子和父母一起加入游戏,游戏结束后,父母和孩子正式做自我介绍,并开始讨论团体的目的和形式。之后以看 ADHD 儿童的视频切入,展开孩子个人问题行为的讨论,家长准备筹码激励孩子恰当的行为,然后上交筹码兑换奖品。第二个环节是团体互动游戏,孩子们被要求通过共同努力来达到组长设定的目标,有时也会邀请和鼓励孩子们进行友好的竞争。会面结束时会进行一场团体讨论,讨论内容为活动中孩子的表现,特别是他们对规则和期望行为的注意、他们之间的合作和参与,以及他们在团体中的自我控制策略等。讨论中尽量避免给孩子贴上 ADHD 的标签,把注意力集中在日常功能相关的问题行为上。在团体中,孩子们可以互相观察,减少孤独感和病耻感。治疗师的作用是多方面的。比如:通过游戏与孩子互动,展示正常化的反应,维持治疗设置,确保治疗的整体架构;此外,也可识别目标行为,为期望行为提供即时强化等。

治疗过程邀请父亲加入是 MFT 的一个显著特征,通过结构化活动加强与 ADHD 孩子的互动。在同龄人的挑战、父母的鼓励和欢呼中,爱捣蛋的孩子或沉默寡言的孩子会变得稳定和活跃。MFT 的变化机制是多层次的,可以是个体、家庭内或家庭之间和群体。多个 ADHD 家庭一起活动,有助于他们将 ADHD 症状正常化、互相支持等。我国香港地区的学者 Joyce Ma 等在此基础上发展了具有文化独特性的 MFT 模型,并以中国香港地区 ADHD 儿童家庭为对象进行研究,结果显示改编后的 MFT 能够创造优质的家庭时间,不同家庭之间可以互相交流学习、相互支持;更重要的是,他们以超越病态的眼光看待孩子,发现孩子的天赋和优势。之后他们还加入正念练习和结构式家庭治疗的理念和技术,提出以家庭治疗为本(family-based treatment,FBT)的理念,将结构式家庭治疗理念引入方案,治疗目标是帮助家庭发现和挑战阻碍他们解决困难的家庭结构或模式。治疗师通过 4 个步骤来帮助家庭度过治疗之旅:①拓展家庭对问题的建构;②探讨维持症状的家庭互动模式;③探索重要家庭成员的过去对现在的影响;④探索改变的方式。该系列研究仍在继续,后续进展值得关注。

从以上这些对 ADHD 儿童的家庭治疗方案中,包括前文中谈到的父母培训、教养方案,可以发现一些共同的特点:即根据 ADHD 儿童的症状特点、行为表现,及其与父母的互动模式,对家庭进行干预,改善亲子关系,致力于创造能够包容 ADHD 症状特点的家庭氛围和发展符合 ADHD 儿童需求的行为管理方式。事实上,父母和其他家庭成员的参与,不仅对孩子的行为表现有积极影响,还能有效干预亲子互动,并缓解父母的压力和痛苦。

● **案例6-3**

多多(化名)是一个活泼、聪明、可爱的小朋友,有他在的地方总是热闹非凡。但多多也有很多自己的小烦恼。比如,因为过于活泼好动,他总是会闯祸,有时候明明知道不应该,但控制不住。多多的爸爸妈妈为此十分烦恼,带多多去医院就诊,医生诊断多多患有 ADHD。此前因为多多的症状,父母、祖父母互相指责,家庭冲突不断,因为妈妈是照顾多多的主要家庭成员,家人把多多的调皮归咎于妈妈不会带孩子。妈妈非常委屈,有时候会抑郁,且因为不知如何帮助多多,妈妈也很焦虑、急躁,控制不住跟多多发脾气。

多多的父母接受家庭治疗后,了解到孩子的症状并非某个家庭成员的宠溺所致,而是一种心理障碍,从互相指责、谩骂到为了帮助孩子有效管理症状开始合作、共同努力,家庭关系,包括亲子关系都有所改善。且因为爸爸妈妈对多多越来越多的欣赏和肯定,孩子变得越来越自信,在学校和其他地方的行为也有改善,得到了老师和同学的表扬。

(曹璇)

第七章

社交沟通的促进

第一节　游戏与社交技能

一、ADHD 儿童的社交问题

社交问题是 ADHD 儿童常伴有的功能损伤,提高社交技能可以帮助 ADHD 儿童培养积极的自我认知,提升他们在面对不利情况时的复原力。ADHD 儿童的社交缺陷不一定是缺乏社交技能知识,还可能是使用社交技能的缺陷。有研究提示,ADHD 儿童可能拥有足够的社会技能知识,但却难以使用这些技能。原因之一是尽管 ADHD 儿童有能力展现亲社会行为,但可能由于强烈的情绪干扰,他们无法在人际交往中采取适时、适度的亲社会行为策略。因此,我们除了需要教授 ADHD 儿童一些基本的社交策略,还需要帮助他们学习稳定情绪的方法。

二、游戏与社交技能

1. 美国儿科学会的推荐

自 2007 年起,美国儿科学会(American Academy of Pediatrics,AAP)就强调游戏对儿童发展的重要性,认为儿童可以通过游戏学习不同的技能。该学会还特别指出,幼儿入学准备至关重要,其中社交-情感、注意力和认知技能方面的准备尤为关键。游戏可以发展执行功能的技巧并且提前为幼儿的上学做准备。社交技巧是儿童通过游戏学习的重要部分,如听指令、集中注意力、解决争执、有自控力。对一些因无聊而不愿学习的孩子,游戏能够调动其积极性,促进主动学习。

2. 游戏对社交技能的促进作用

研究表明,游戏/玩耍可以促进儿童的社会性情感、认知、言语和自我管理技巧的发展,能够增强大脑的功能,从而发展执行功能以及形成亲社会的大脑。对于学龄前儿童,游戏尤为重要,不仅促进大脑发展,还教会他们追求目标和忽略干扰。父母和儿童在游戏过程中可以体验到共同的快乐、分享和协调同步(和睦相处与互动),从而使儿童和照养者建立安全、稳固和良好的人际关系并调节身体的应激反应。游戏可以提高家长的参与度,促进亲子互动,建立安全、稳定和滋养性关系,促进儿童各项能力(包括执行功能等)的发展,提高生活品质。如果幼儿在生活中缺乏游戏和安全、稳定、滋养性人际关系,那么负性压力会影响幼儿的执行功能和亲社会行为。

3. 亲子互动游戏治疗理论

该理论认为,促使儿童行为改变的关键在于父母与孩子建立更为积极的关系。亲子互动游戏治疗主要聚焦于改善依恋关系。它的结构性和趣味性活动符合幼儿的感官需求,同时提供一种理解互动的途径。其核心的要素包括秩序、参与、关爱和挑战,这些能很好地满足存在自我调控问题的儿童(ADHD 儿童和孤独症高功能儿童)的学习需求。

亲子互动游戏治疗主要包括 4 个维度:秩序、参与、关爱、挑战。

(1)秩序:为可预测性、安全性及共同调节的互动建立基础。在治疗师的带领下,创建规则环境,建立关系规则,使儿童在治疗师的组织和监管下学会自我控制。适用于过度活跃、容易兴奋、注意力不集中以及缺乏界限和组织能力的孩子。

(2)参与:建立同步的关系,让孩子"被看到"和"被感受到"。互动性强的活动可以增进愉快、同步的互动,帮助父母和孩子体验陪伴的快乐,增进依恋关系,帮助孩子调节和整合躯体和情绪状态。亲子互动游戏适合退缩、回避、焦虑的孩子,以及注意力不集中、漫不经心、与孩子缺少互动的家长。

(3)关爱:舒缓、平静的照料使儿童感到安全、温暖和稳定,进而产生积极的预期,如"我是可爱的""人们会照顾好我""好的事情会发生在我的身上"。适用于过度活跃、有攻击性、焦虑或常被严厉对待的孩子。

(4)挑战:具有挑战性的活动有助于孩子承担适合其年龄的风险,提升自己的能力感和自信心。所有的活动都是在非竞争性、积极的氛围中进行的,充满温暖、自发性、积极性和趣味性,适用于焦虑、退缩、胆小的孩子。

第二节　社交情感团体治疗

干预学龄前儿童情绪问题和社交问题主要以心理行为治疗为主。上海新华医院临床心理科研发的"学龄前儿童社交—情感团体治疗"方案,已在临床启动治疗。该方案的结构也适合学龄前 ADHD 儿童,具体方法已根据学龄前儿童的发展特点进行了调整。

针对学龄前 ADHD 儿童的社交特点,采用游戏、社交故事、布偶故事等方式进行社交知识的教授及学习,在整个过程中,还辅助家长对儿童的社交技能进行角色扮演活动及练习。训练方案主要包括儿童模块和家长模块两个部分(表 7 - 1)。

表 7 - 1　学龄前 ADHD 儿童的社会交往技能训练

模　块	社会交往技能训练
儿童模块(60 分钟)	1. 以游戏互动为主(4 种类型的游戏活动) 2. 促进自我意识和自我调控 3. 用社交故事和布偶故事学习社交技能
家长模块(30 分钟)	1. 课堂回顾和布置任务 2. 分享各个社交技巧的理解和使用 3. 讨论存在的问题和需改善的方向 4. 强调亲子游戏互动的重要性

一、方案的理论基础

基于儿童社会发展理论和亲子互动游戏治疗理论,帮助 ADHD 儿童提高情绪的自我调控和社交技能,进而改善社交问题,并促进亲子关系。

二、方案的治疗策略

(1) 设计可以满足孩子情感和生理需求的刺激物。

(2) 设定恰当的界限:帮助孩子在失控前冷静下来。

（3）提供一个接纳和关怀的环境，承认孩子的感受，教孩子学会接受和冷静。

（4）保持冷静，避免权力争斗，使用简短的语言。

（5）抓住机会强化孩子的适当行为，在需要的时候降低预期以取得成功。

（6）能力评估和发展：与孩子互动，评估孩子是否具备社交-情感调控所需的能力。如果不具备这种能力，需教孩子如何去做；如果具备这种能力，但没有使用，就要用另外的方式帮助孩子发挥这种能力。

三、方案的内容

社交-情感技巧包含沟通、情绪的自我控制和独立性培养。

（1）通过明确身体的、视觉的及个人的边界来建立秩序。

（2）提供一些行为示范，使幼儿能理解，从而建立安全感和信心。

（3）根据儿童的需求调整沟通方式。

（4）提供用于整理的辅助工具（照片、图片等）。

（5）与儿童一起开发社交剧本（创造社交故事）。

（6）提供感觉支持（通过身体接触促进感知觉）。

四、方案实施过程中的注意事项

（1）用简短的语言。

（2）用较慢的语速，使孩子充分地处理话语内容。

（3）对孩子的非语言信号给予更多关注，尤其当非语言和语言交流信号不一致时。

（4）利用图片增强言语表达强度。

（5）使用富有表现力的语调来调动积极的情绪，寻找积极的行为并真诚地赞美这些行为。

（6）用涉及多种感官的沟通方式，如舒服的触觉、有策略地增加眼神接触。

五、方案中游戏的功能

每个游戏活动都涉及参与、关爱、结构和秩序，所以要在开始游戏之前讲清楚规则。

治疗中包括学习有礼貌、情感协调的游戏,有互动性和身体接触的游戏。通过治疗中的游戏,掌握感官功能、学习如何让自己平静下来、调控情绪反应和注意力;增加身体距离贴近时的舒适度;练习目光接触和共同注意的能力;提升遵守秩序、模仿能力、交际意图以及灵活性。

六、方案的目标

为孩子创造一些愉悦、成功、合作的体验,旨在让儿童在好玩、有趣、积极接纳、尊重合作的游戏活动中建立积极互动、温暖支持的团体关系,创造更多的同伴教学机会,从而让孩子能更好地承受挫折、寻求帮助,发展出更好的社交技巧和情绪管理技巧;同时也会教父母一些与孩子正确的互动和情绪管理技巧,使父母有能力继续用健康的交流方式与孩子互动。对各种有特殊需要的儿童,该训练方案主要改善应激事件所引起的情绪和行为问题,可以增强儿童日常生活中的情绪表达和调控,也有助于儿童提高行为自控能力,间接地改善一些轻度的冲动行为。

七、方案的简要介绍

每组 4～6 个小朋友及其家长共同参与,共 8 周,每周 1 次,每次 90 分钟,家长和小朋友共同参与时间为 50～60 分钟,家长单独参与时间为 30～40 分钟,每次均以简短的正念平静练习为开场。学龄前社交沟通团体方案的简要内容见表 7 - 2。

表 7 - 2　学龄前社交沟通团体方案简要内容

周　次	主要内容	治疗目标
第一次	相互认识,建立关系。	相互认识,解释关于治疗的基本信息,建立关系。
第二次	学会打招呼,开启友好见面方式。	建立关系,建立我的概念,了解不同类型的情绪特征。
第三次	学会眼神接触,增加共同注意。	在社交互动中学会眼神接触,理解眼神接触的重要性,增强共同注意能力。
第四次	学会恰当触碰,理解合适的身体界限。	在社交互动中学会恰当地接触,理解适当接触和创造相对身体位置的重要性。

（续表）

周　次	主要内容	治疗目标
第五次	建立我的概念,参照他人。	增强儿童利用他人作为首要参照点的能力,增加对社交世界的了解。
第六次	一起静心,保持平静。	帮助儿童学会冷静和深呼吸放松,保持平静和稳定的情绪状态。
第七次	学会合作,体验互动的乐趣。	学会合作,体验合作的快乐,尝试与他人建立双向互动的关系。
第八次	适应变换、分离、感恩相遇。	开始尝试将这里的互动体验迁移到更多的环境当中,告别和感恩相遇。

八、方案应用案例

活动形式有讲解、游戏、互动,举例如下。

● 案例 7-1

名字和沙包游戏活动（建立关系,打招呼）

介绍规则:治疗师手里拿一个沙包,将沙包丢给每一个孩子（治疗师如果知道孩子名字则叫孩子名字,如果不知道名字则问名字。然后治疗师和孩子互扔沙包,直到每个孩子都轮完）。然后让其他孩子叫这个孩子的名字（叫 3 次,例如:×××,×××,×××）;然后孩子变成主动者,将沙包丢给想认识的小朋友,然后其他人叫孩子的名字（如上,3 次,每人都有轮流主动扔沙包的机会）,直到都能互相叫出名字。

特别的打招呼形式:帮助孩子了解有哪些打招呼的身体方式,并且掌握较好的力度,在不同的场合对不同的人用合适的方式打招呼。在传递中体验合理的力度。

● 案例 7-2

治疗师和小朋友们一起做特别的打招呼（握手）活动,轮流增加新的姿势。比如：击掌、握手、挥手、敬礼、触碰手指/拳头、扭动手指、拥抱等（可以请小朋友想自己平时打招呼的方式）。小组轮流传递这些姿势，几轮过后可以积累，询问小朋友们最喜欢哪个打招呼动作，并且和小朋友们商议用哪个姿势或动作作为以后开始或结束团体治疗的仪式性动作。

增加绘画方式：给每位家长一页纸，家长和孩子一起绘画出不同的打招呼的方式，然后让小朋友选择一个打招呼的方式，在下次活动时和其他人用这种形式打招呼。

社交故事形式，举例如下。

● **案例 7 - 3**

当有人在对我说话时，我会试着看着他，仔细听他说，这是一件很好的事情。

● **案例 7 - 4**

有时候我会试着看向别人的脸，当我这样做的时候，对方就知道我在听他说话，并且感到很开心。

● **案例 7 - 5**

在游戏活动中，如果我能很好地观察别人在做什么，和他们步伐一致，他们就会很开心。

● **案例 7 - 6**

我和别人不一样，如果我要和别人交朋友，我需要参考别人的指令和身体动作。

● **案例 7-7**

小 B 是个 5 岁的小朋友,被诊断为 ADHD。

小 B 的主要症状表现为注意力不集中,眼神接触欠佳,在听指令的时候容易走神、分心。所以每次在参与幼儿园活动时,他总是会心不在焉,没办法听明白老师的指令。小 B 的言语表达欠佳,也很少跟别的小朋友玩。有时候看到喜欢的老师会很激动,上去就要抱老师,令老师很尴尬。他说话时常常不注意场合,有时候声音太大惹得别的小朋友不高兴。

诊断后,小 B 和妈妈一起参加我们的学龄前社交团体。我们了解到,小 B 的妈妈平时也比较内向,很少带小 B 出去跟别的小朋友玩。有时候,小 B 想跟别人打招呼,但是方式不恰当,妈妈也不知道该如何教他。妈妈给小 B 买了很多玩具,但是很少和小 B 一起玩。

通过我们的社交互动团体治疗,小 B 和妈妈一起玩了很多互动的游戏,在小组当中也会有机会去主动开启话题。跟小组中的小朋友交往时,他会尝试观察别人的反应。团体的游戏指令也尽量简单,需要准备的工作也比较少,所以小 B 能慢慢地听清楚指令后主动参与互动。最后,小 B 不仅在小组里和妈妈以及其他小朋友互动很好,在外面和其他小朋友玩时也进步很多。

(王姗姗,邱美慧)

第八章

医教家合作模式

第一节　医教家合作的重要性

对 ADHD 的诊断和治疗并非只是在医院由专业医师进行，而是需要家庭和教育机构乃至社会的合作。幼儿的生活环境以家庭和幼儿园为主，也经常到公共场合，ADHD 症状会出现在至少两种场合并造成影响，但具体的表现形式和影响程度因不同环境而异，在不同的照养人和其他成人面前的表现也有所不同或差异很大。例如：在整洁的、干扰少的书房中可以安静地看书、搭积木 1～2 小时，而在人多、玩具多的教室中则兴奋，经常干扰其他人；上乏味的课比上有趣的课更难专心等。不同照养人和教师对 ADHD 的观点和态度也会有很大的分歧。医教家合作的必要性体现在从评估到治疗的整个流程。

在评估过程中，需要来自不同场景的信息以及不同知情人提供的信息，通常家长和幼儿园教师是最知情者，但任何单方面的信息都不能代表孩子的整体表现，都可能有偏颇，令评估不准确。因此，除了家长提供孩子在家庭中的表现外，医生还要了解孩子在幼儿园的表现，既需要家长能客观地反映孩子的情况，同时也需要直接或间接地获得老师对孩子的描述，只有三方面达到相互理解和合作，才能获得最真实而全面的信息。

在诊断过程中，专业医师帮助家庭中所有照养人和教育工作者了解 ADHD 并理解 ADHD 儿童的表现，充分接纳被诊断为 ADHD 的孩子，减少对他们的误解和偏见，建立适合 ADHD 儿童的家庭教养环境和教育环境。有些国家的教育法中对 ADHD 儿童有相应的特殊政策，随着我国教育资源的丰富和对儿童心理的重视，也许在不久的将来会有相应的教育支持性政策出台。

在治疗过程中，对 ADHD 儿童的管理以及治疗方法的实施需要家庭成员的一致认同和相互合作，统一教养理念，实施适合 ADHD 幼儿的管理方法。在医学专家的指导下，共同学习管理 ADHD 幼儿的技能，保持家庭教育与幼儿园教育的连续性和一致性。通过医学、教育和家庭的密切配合，共同实施治疗计划，及时反馈情况，动态调整干预策略和治疗方案，使 ADHD 儿童的治疗效果达到最大化。

（王瑜）

第二节　基于幼儿园的筛查和评估

虽然 ADHD 最常见于小学阶段，但流行病学数据表明，约 2/3 的 ADHD 儿童发病于学龄前，3～4 岁出现临床症状。但学龄前儿童的症状往往被家长认为是"正常"的活泼好动。直至学龄期，患儿在学习、社交、情绪等各方面受到明显影响时，才引起家长和老师的关注，但只有少部分家长带孩子前来就诊。如果不及早治疗，50%～80%的病例可能会持续到成年。儿童、青少年期 ADHD 易与其他神经发育障碍（如 ASD、沟通障碍、特定学习障碍、运动障碍和抽动障碍等）及行为问题共病，影响学业、职业、生活及社会关系，给社会、家庭、个人均带来严重的负担。因此，准确识别学龄前儿童的 ADHD 症状并进行早期干预治疗，对于预防学龄期继发其他心理行为异常至关重要。美国儿科学学会指南将 ADHD 的诊断提前到 4 周岁，引起广泛关注。在幼儿园阶段，运用有效的筛查工具进行 ADHD 早期识别和评估，对于改善学龄前儿童 ADHD 的发展轨迹及预后有积极影响。

一、医教结合的筛查模式

DSM‐5 是目前学龄前 ADHD 的主要诊断标准，围绕该标准需要从至少两种情境了解幼儿的行为表现。婴儿和学龄前儿童诊断性评估（DIPA）是目前唯一引进国内的访谈性方法。然而，DSM‐5 中部分条目并不适用于学龄前儿童，需要有更具体的适合其年龄的例子。DIPA 中功能受损的评估涉及与教师、同伴的关系，因此儿科医师仅凭家长提供的信息难以精准诊断学龄前 ADHD 儿童,需额外获取家庭之外的信息,即来自家长之外的其他知情人的信息。

学龄前儿童的日常场所除外家庭,大多是在幼儿园,也是问题行为暴露最明显的场所,获取幼儿园教师对儿童的评价信息很重要。因此,在幼儿园开展 ADHD 医教结合的筛查非常有必要。医教结合是指医学界与教育界的合作,医师和教师在儿童和青少年的疾病预防、评估、诊断和治疗过程中共同协作,通过健康教育、综合康复等手段,实现家庭养育、学校教育与医学干预的有效衔接。在 2020 年中华医学会儿科学分会发育行为学组发表的《注意缺陷多动障碍早期识别、规范诊断和治疗的儿科专家共识》中,强调家庭、学校、医院间的相互对接,建立家长、教师和医生互相沟通的平台。家长和教师应正确认识和识别 ADHD,及时向医师提供儿童的行为学信息。专业的儿科医师通过临床访谈、行为评定、功能评估及相关医学检查进行综合诊断。在幼儿园进行 ADHD 筛查的目的是确定儿童是否需要进一步诊断或进行心理教育评估。

二、ADHD 的评估方法

目前针对学龄前 ADHD 儿童的评估方式主要包含行为评定法和认知能力评估。

(一) 行为评定法

行为评定法是儿童照养者、教师等使用量表报告儿童行为的一种评估方式,针对 ADHD 儿童的行为评定主要包括症状量表和功能量表。

1. 核心症状的评估

学龄前儿童中文版 SNAP Ⅳ 评定量表、学龄前 ADHD 评估量表 Ⅳ 中文版(ADHD‐RS‐Ⅳ)是根据 DSM‐5 编制的学龄前 ADHD 儿童评定量表,常用于可疑 ADHD 症状的筛查。这两种问卷均有教师版本,提供给熟悉幼儿的教师填写以评估孩子在幼儿园的表现。

2. 行为问题的评估

除了核心症状外,ADHD 儿童存在行为、情绪、社交等问题。注意力不集中、多动/冲动可能不仅仅是生物学原因的结果,社会心理因素也起着不可忽视的作用,故对这些问题的筛查评估也可作为辅助诊断的参考。目前可应用于学龄前 ADHD 儿童行为问题的量表多数为广谱评定量表,包括康氏系列量表,包含康氏父母症状问卷(Conners-PSQ)、教师评定量表(Teacher Rating Scale,TRS)、阿肯巴克儿童行为量表(CBCL)、长处和困难问卷(SDQ)、儿童行为评估量表(Behavior Rating Inventory for Children,BRIC)。

3. 社会功能的评估

困难儿童问卷(QCD)、Weiss 功能性缺陷程度评定量表(父母问卷)(WFIRS-P)是根据 ADHD 的症状特征而编制的社会功能评估工具,常作为评估 ADHD 功能损害情况的参考。这两种问卷均由家长填写,但家长对孩子白天在幼儿园的情况并不很了解,所以建议家长要向幼儿园教师了解情况从而使评估更准确。

虽然有研究指出行为评定法提供的信息对于 ADHD 诊断有很高的准确性,但是由于行为评定法是儿童照护者和教师的主观评定,不同评定者的评定结果可能会存在一定的差异。Van 等研究指出,母亲所感受到的育儿压力往往高于父亲。当母亲作为评估者时,相较父亲,会倾向于报告更多学龄前儿童的行为问题。然而,尽管家长和教师对学龄前儿童的 ADHD 评分存在差异,但是当多项报告整合在一起时,就可以更详细地解释儿童的行为问题。多项研究证实,家长和教师的评分是 ADHD 诊断最有价值的预测因子。因此,使用医教结合的筛查方式可以提高学龄前 ADHD 评估的准确性。

(二) 认知能力评估

学龄前 ADHD 儿童存在明显的认知功能缺陷(注意力、执行功能等)。认知功能评估是学龄前 ADHD 儿童的辅助诊断方法。

1. 学龄前执行功能行为评定问卷(BRIEF-P)

BRIEF-P 是帮助家长和教师共同识别学龄前儿童执行功能情况的评定量表,Schneider 等研究证实家长和教师的评估结果有较强的一致性。

2. 持续性操作测试(CPT)

CPT 可用于评估学龄前儿童的注意缺陷及多动/冲动等症状,儿童需要对屏幕中出现的图像做出反应,而对干扰目标不做反应,相关人员观察并记录儿童对刺激的反应情况。国内谈晓轶等研究证实,CPT 的结果与"DSM 金标准"呈中度一致性。

3. 发展性神经心理测验(NEPSY)

NEPSY 可用于评估学龄前儿童的神经学发展水平,包含注意力、执行功能、语言、记忆和学习、感觉运动、社交知觉、视觉空间处理等多个方面。NEPSY 在国外广泛应用于儿童和青少年认知神经心理水平的评估,而国内应用则相对较少。

4. 其他认知功能测试

其他认知功能测试,如 Stroop、Go/No-Go、N-back 等可用于评估儿童反应抑制能力;威斯康星卡片分类测验、Rey 复杂图形记忆可用于评估工作记忆和认知转移的能力,但无法有效筛查学龄前儿童,可作为诊断的参考。

以上操作性测验都在实验室条件下完成,对其结果的解读需结合从病史、问卷中获得的信息。如果儿童已经进入幼儿园或教育机构学习,病史和问卷中的信息均应包含幼儿园中的情况。

目前,国内在学龄前儿童中进行医教结合筛查的相关研究较少。为探索适合学龄前儿童的医教结合道路,儿科医生需加强 ADHD 的科普宣传,使家长和教师正确认识 ADHD。双方应共同参与 ADHD 的筛查和诊断,教师识别可疑儿童并提供儿童的幼儿园表现和同伴交往信息,家长反馈儿童的家庭表现。这种合作有助于儿科医师对儿童的正确诊断和评估,实现学龄前 ADHD 儿童的早期识别和早期干预。

(王瑜,张劲松)

第三节 基于幼儿园的干预

ADHD 儿童在幼儿园里常常被贴上"不守规矩"或"具有攻击性"的标签,让课堂管理变得很难。学校干预是对 ADHD 儿童进行治疗的一个重要部分。美国儿科学会在《ADHD 儿童临床诊疗指南》中建议,医生在治疗学龄期 ADHD 儿童时不能孤立地工作,必须与家长、教师和其他学校工作人员及时沟通,以监测疾病的进展和治疗的有效性。该指南提出了医生、家长和学校合作的目标,治疗的首要目标应该是最大限度地改善 ADHD 儿童的功能。

虽然学校环境有助于促进儿童自我控制,但对尚未形成足够的自我调控能力的孩子来说,适应学校的要求较为困难。欧、美等国家,针对 ADHD 儿童已有特殊的教育政策,而我国的相关政策尚在起步阶段。

一、幼儿园行为表现和学习策略

使用下面的策略(表 8-1)可以帮助幼儿园老师解决课堂上的破坏性或分心等行为,以更合适、有趣的方式促进 ADHD 儿童适应幼儿园的生活和学习。

表 8-1 促进 ADHD 儿童适应幼儿园生活和学习策略

ADHD 问题	行为表现	具体策略
分 心	注意力不集中,上课不认真听讲,东张西望,似听非听,常常发呆,听不到重点,回答问题答非所问,不在状态等	1. 安排 ADHD 儿童坐在干扰少的地方,避免坐在门口、窗口、人流量进出大的地方,或者嘈杂的空调声音或暖气声、电风扇等旁边。 2. 如果可能,安排他们与行为表现好的同学坐在一起,让行为表现好的同学示范或者帮助他们表现好。 3. 安排坐在教师容易接近的地方,以便老师保持对儿童的关注,并且在学生走神的时候及时予以提醒[小声提示或者用特定的手势(如轻摸头、拍拍肩等)]。 4. 增加课堂教学的生动性、趣味性。可以用一些道具,如用特别的玩偶来表演授课内容,或者用一些好玩有趣的 PPT 背景图。 5. 尽可能了解这类孩子的兴趣爱好,围绕他们的兴趣爱好讲授一些相关的主题。
多 动	精力充沛、过度活跃,很难静坐、保持安静,动来动去、跑来跑去,经常话多、抢答、插嘴	1. 让孩子帮老师拿东西,或者去给其他老师帮忙送东西、收拾东西等。这样做,不仅让孩子有机会活动,而且让孩子感觉到自己的责任感和老师的信任。 2. 允许孩子在课间在教室里适当活动,甚至可以在教室里允许的地方放置迷你蹦床或(固定的)运动自行车,无论是否有多动症都可以在他们需要的时候使用。 3. 允许使用"小玩意",如烦恼珠、压力球等其他小玩意,缓解烦躁不安。

（续表）

ADHD 问题	行为表现	具体策略
破坏性行为	自控力差,容易冲动,招惹别人,容易发脾气	1. 对预期行为予以提示。例如,如果一个孩子经常不举手就脱口而出回答问题,可以在她的桌子上贴一张小卡片,上面写着"说话前先举手",或者只是"举手的照片"或者只是一个和孩子约定好的特殊的字母"JS"(以保护孩子的隐私),让孩子想回答问题前看一下这张卡片或者在孩子失误后让老师轻轻拍一下,提醒他看卡片,将有助于孩子长期学习适当的行为。 2. 把每天的日程安排清楚。把日程贴在醒目的地方,以便孩子知道下一节课或活动是什么,以及什么时候可以休息,令孩子有一种控制感,这样做可以帮助其改善行为。 3. 帮助孩子们为过渡做准备。在学生停止一项活动并开始另一项活动之前,先给予 5 分钟的提醒,然后是 2 分钟的提醒,到时间就开始另一项活动。 4. 提供积极的反馈。当孩子做了一件好事时,应予以真诚的、具体的赞扬,如"我为你在小组工作中帮助乐乐解决这个问题而感到骄傲"。 5. 使用代币系统。一些患有 ADHD 的儿童对具体的奖励反应最好,因为他们表现出积极的行为获得代币或"积分",可以在以后的日子里用他们的积分换取奖品,如玩具或额外的特权等。 6. 适当惩戒。在孩子违反规则后(如扔玩具或打人)应立即进行温和性惩戒,暂时剥夺游戏或隔离(提前设置一个安全的隔离地方且有专人看管),不应采取打骂等严厉的惩罚;对于那些经常不计行为后果、有破坏性的孩子来说,需要及时关注他们的行为,更需要预防问题的发生。
不听从指令	不听指令,答非所问,眼神接触缺乏;组织条理性差,不按顺序完成指示	1. 当教师向孩子发出具体指令时,要确保孩子正在看着教师的眼睛。指令尽可能具体、简明;在可能的情况下,走向孩子本人,在获得其注意后发出指令。 2. 写下或画出指令。做一个孩子能看得懂的书面指令,如排队洗手的几个步骤,帮助孩子按照步骤执行指令而不漏一个步骤。 3. 改变语气。教师在进行指导时,以一种戏剧性的方式提高或降低语调,可以吸引分心的学生的注意力。

二、教师策略

为什么患有 ADHD 的孩子经常会有不当行为？他们的不良行为通常是由于自控力差或是应对技能缺陷引起的,需要教师分析具体原因后采取相应的管理措施。ADHD 的幼儿由于自控力差,往往会有知道但却做不到的现象,而一个无法用语言表达其挫折感的孩子可能会发脾气、扔东西,一个感到被集体排斥的孩子可能会通过推搡其他小朋友来表达他的不满。防止这些不良行为的有效方法是,教师首先要找出诱发这些行为的根源,然后帮助 ADHD 儿童建立促进自我控制的规则。

尽管教师无法完全控制 ADHD 学生的行为,但他们依然可以运用一些基于证据的策略,帮助 ADHD 儿童调控自己的行为,并学习如何以积极的方式与环境互动。以下 12 种教师策略可以激发幼儿倾听、学习和自我控制。

1. 表达明确的期望和规则

当孩子们清楚地知道对他们的期望时,他们会更有方向感和控制力。每个新学期甚至每天开始时,教师应该明确告诉每个孩子对他们的行为期望。对于 ADHD 的儿童,教师应采用他们更能领会的方式,结合图像和言语的提示,让他们知道自己要做到什么、如何做。要确保以积极的方式说明这些期望,为孩子们设定积极的行为目标。另外,教师应设立简单的课堂规则并贴出来,并尽量用正面的语言表述希望学生要做的事情,如"在纸上画画",而非"不要到处乱画"。尽可能简洁、清晰地讲每条规则,阐述清楚注意事项以及破坏规则的后果。

2. 可视化的每日时间表

在教室张贴一个清晰的、易于遵守的时间表,使儿童能随时查看并了解每日活动及时间安排。对于学龄前孩子,时间表以图片为主,如书籍图片代表安静的阅读时间。教师可随着事情的进展勾选或擦除已完成的项目,帮助患有多动症的孩子知道事情的进展、时间的流逝,并为下一步要做的事情做过渡性准备,从而培养时间感和管理时间的能力。

3. 明确地指导常规任务

对于 ADHD 儿童来说,每天重复的任务,如排队等候洗手、坐着吃饭或按规则做操,往往难以自然形成习惯并始终遵守。这种行为往往不是对立违抗,而只是 ADHD 儿童执行功能不良的表现。教师需对他们进行一对一的额外辅导,更细致、明确地一步步训练他们完成常规任务。如果一个孩子在一天中的某些时间反复出现问题,就要专门为这些情景设计"提示卡"。如果一个孩子在排队洗手时不能安静地等待,而是离开队伍到房间里走动,则给他看排队提示卡帮助其归队等候。提示卡上画出(如果会认字则简单地写几个单词)说明等待洗手时需要遵循的所有步骤,在成功地完成所有步骤的时候,给予口头赞扬或一个小的奖励物(贴一个小红星)以加强这个等待洗手的过程。

4. 设置预先提示信号

ADHD 儿童不遵守指示的原因,有时是由于违抗命令,但更多的时候是因为他们没有注意到每一个步骤或者不能及时地从前一件事转到另一件事。教师可以通过建立一个听觉或视觉提示,提醒全班孩子老师即将发出指令。例如,先拍两下手,或者每次传授指令时站在同一位置来避免这种情况。一旦孩子们习惯了这种提示,就会更好地听从指示。

为过渡做好准备。提醒孩子接下来会做什么,如是否要从运动改为看书。在每天要放学的时候,检查 ADHD 儿童的书包,确保他们放好要带回家的物品、作业。像外出活动或者其他活动等特殊事件,应事先给予充分的通知和提醒。如果孩子在突发状况或情况改变时容易失控,那么需提前给孩子一些预告。例如,在活动结束前的 10、5、2 分钟时分别给予提醒,确保每个孩子每次都能注意到你的提醒。

5. 确认孩子接受和理解指令

以下几个策略可以帮助教师确认 ADHD 儿童接收指令和理解指令。

(1) 捕捉目光,眼神交流:老师在开始讲话前快速扫视房间,确保每个孩子都在看着老师,尤其当给予 ADHD 孩子下达指令时,要注意获得孩子的目光,进行目光接触。老师的目光应温柔而坚定,注视孩子并设法引导他们也看着老师,直到孩子和教师的目光对视上了再下达指令。

(2) 要求孩子重述指令:老师讲述后,通过让孩子复述来检查他们的理解。用他们自己的话重述指令,使孩子们更有可能理解并遵守这些指令。

(3) 将任务分成若干步骤:把大量的信息分成小块,让孩子们更容易消化。对于以视觉方式处理信息的孩子,需在黑板或卡片上写下或画下每个步骤。

6. 教导情绪调节

ADHD 儿童相较于其他同龄儿童更容易情绪失控，并可能引发攻击性或不适当的行为。同时，由于情绪是抽象的，许多孩子无法识别他们的感受，也不知道他们需要做什么才能重新冷静下来。教师可以用具体的方式帮助孩子们识别强烈情绪的征兆（如身体迹象），并提供适当的反应策略，以重新获得情绪控制。

7. 在课堂环境中建立功能区域结构

通过安排教室的物理环境，划分功能区域，有助于减少 ADHD 儿童的问题行为。将 ADHD 学生安排在老师旁边，或者老师可以经常站在他们边上讲课，或将他们安排在不易使他们分心的区域。例如，将课桌以特定方式摆放来实现，U 型有助于孩子们管理自己的行为，因为他们都很容易被老师接触到，或者在房间里为不同的活动设置"站点"；有 ADHD 儿童参加的小组任务应尽可能安排在房间的某个较为安静的角落进行，在这种环境中 ADHD 儿童就不太可能分心或卷入其他小组正在做的事情。

8. 立即呈现行为的后果，经常给予积极的反馈

当孩子们有行为不端或期望的恰当行为出现时，教师应立即反馈后果。若必须给予处罚，就应立即、短暂且迅速执行。因为 ADHD 儿童很难将延迟的惩罚（如课后没收玩具）或表扬与 2 小时前的行为联系起来。立即反馈可使 ADHD 幼儿能够将惩罚或表扬与行为直接联系起来，就更有可能在未来改变或塑造这种行为。

ADHD 儿童需要比其他同龄儿童更多的鼓励。教师可以经常用一些积极的话语，如"你做得很棒""现在你真的懂了"来鼓励儿童。即使回答不正确，也不要直接否定或训斥，而是继续启发说"我们可以再详细讨论一下这个问题"，或者"……觉得正确吗？""还可以怎样做更合适？"

9. 把改善行为作为全班的目标

单独挑出那些行为不端的孩子会适得其反，可能导致更多的不良行为。相反，建立一个系统的行为管理框架，比如代币系统，让全班都遵守，这样就不会有孩子觉得老师是专门针对他的。

10. 为孩子提供选择

这是避免对抗性行为的一种方法，帮助孩子们觉得他们可以控制令人沮

丧的情况时向他们提供选择。例如，如果一个孩子拒绝完成一项作业，可以问他："怎样能帮助你完成这项工作，与伙伴一起做还是去一个安静的房间自己完成？"这样可以让孩子明白完成任务并不是可有可无的，但对具体如何完成作业教师仍应有一定的控制权。

11. 让表现良好的行为更有吸引力，寓教于乐

容易感到无聊是 ADHD 儿童的一个常见现象。当 ADHD 儿童的大脑感到无聊时，就会寻求刺激，有时是以破坏性行为的形式。教师可以通过将良好的行为变成一种游戏，为不安分的大脑提供一些新奇的东西，如建立一个有吸引力的积分方式，用每天或每周获得的积分可以换取奖励。

设计一些活动激发 ADHD 儿童对新奇和获得奖励的渴望，同时明确示范预期的行为。如将孩子们分组，让他们比赛，看哪个小组能够安静地阅读最长的时间，或者哪个小组能最快地整理他们的书桌。

让孩子们在课堂中进行有趣的实践性、探究性学习，如自己查找资料、动手制作、自行设计等，鼓励 ADHD 儿童参与并发现学习的快乐，促使他们成为终身的学习者。

12. 充足的运动

研究证实，身体运动能增强心理耐力、提升认知能力并改善行为。所有的孩子，特别是那些有 ADHD 的儿童，每天应有足够多的运动时间，那他们的学习和行为会更好。切记，决不能把剥夺课间活动作为一种惩罚，这样做只会增加孩子将其未使用的能量转为消极方式的机会，在课堂上更加坐立不安。

（王姗姗）

附　录

复杂性注意缺陷多动障碍的诊疗建议

一、定义

复杂性注意缺陷多动障碍（complex ADHD，C－ADHD）并非诊断学定义，而是美国发育行为儿童学会给出定义，是针对存在以下几种情况的ADHD 而提出的概念。

（1）4 岁前或 12 岁后出现症状或损害；存在共存状态，如合并 1 种或多种神经发育性障碍、精神障碍、躯体疾病，或存在对健康和发展有不利影响的社会心理因素。

（2）功能受损为中-重度。

（3）诊断有不确定性。

（4）治疗反应不充分。

这些情况体现出对 ADHD 诊断和治疗的难度。研究发现，60％诊断为ADHD 的儿童属于复杂性范畴。

二、表现形式

复杂性体现在以下几个方面：

（1）共存状态，即存在共存的障碍（即共病）和复杂因素。共病指同时存在其他神经发育性障碍、明显的学业技能障碍、精神障碍、慢性躯体疾病、遗传性疾病。复杂因素尤其指存在复杂的社会心理因素，如负性的童年经历。

（2）中-重度功能损害，而且是多维度的功能损害，如社会功能、家庭功能、学习功能等方面的损害。

（3）由于疾病的复杂性导致初级保健医师，甚至专科医师也难以单独做出明确的诊断。

（4）用常规的 ADHD 治疗方案达不到充分的效果，或治疗计划不确定导致经常更换治疗方案。

三、诊断、评估和治疗

1. 诊断过程

全面而详细地病史采集。采集病史的策略是由表及里、由简入繁，然后化繁为简，要举实例。

2. 综合性评估

进行多维度评估，包括躯体和精神心理；评估症状学、发展水平和功能。至少 2 位知情人提供信息；由有经验的受训人员进行评估，由亚专业的资深专家最终诊断，必要时联合多学科专家进行联合诊断。

应以发展性、终身的视角看待 ADHD‑C，即使在幼儿期，也应根据对儿童所在社会环境的评估结果预见未来发展中可能存在的问题；动态性评估和诊断，多次访谈、随访，诊断可以修改，根据复评估的结果可以修改原来的诊断。

3. 治疗模式

强调功能改善，而非仅仅改善 ADHD 的核心症状。运用多模式治疗，选择有循证依据的药物治疗和心理治疗。药物治疗和心理治疗中分别包含不止一种方式。多方面的治疗，包括 ADHD 和共存障碍及复杂因素（如创伤）。如果诊断涉及不同学科，则治疗方案由不同学科的专业人员共同制订。不论是否采用药物治疗，所有 ADHD‑C 的儿童应接受心理行为和教育干预，并且告诉家长治疗疗程是持续至成年的慢性疗程，甚至持续终身，应全程定期监测。

由于 ADHD‑C 比单纯的 ADHD 预后差、投入多、时间长、疗效低、不良反应大，因此对具体治疗方法的确定应与家长一起做利弊权衡：①分析价值和费用，如低 IQ 儿童是否值得用抗 ADHD 药物；②分析受益和风险，包括短期和长期的利弊分析；③治疗步骤，对使用不同治疗方法和药物的先后顺序进行选择；④加药速度的快慢；⑤一种疾病的治疗药物对另一种疾病的影响；⑥联合用药的相互作用。对 ADHD‑C 儿童建议采用多学科诊疗小组模式，如上海新华医院临床心理开设的复杂性 ADHD 门诊，由至少 3 个领域的资深专家组成基本诊疗小组，包括儿童精神科专家联合儿童神经科、儿保领域的生长发育和营养专家,需要时还邀请儿童内分泌、遗传代谢等学科的专家一起参与诊疗。

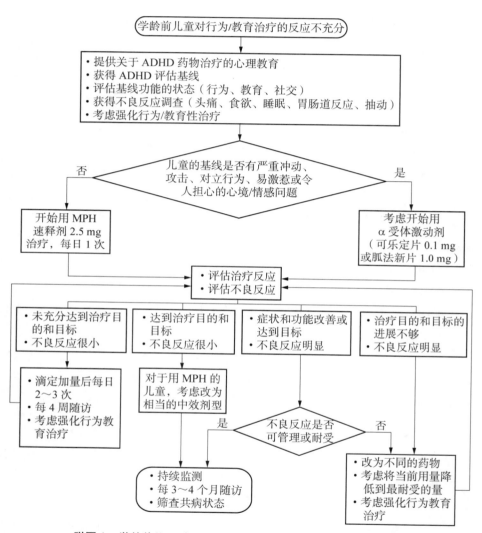

附图 1 学龄前(≥3 岁,<6 岁)复杂性 ADHD 药物治疗的流程图

引自:Barbaresi W J, Campbell L, Diekroger E A, et al. The Society for Developmental and Behavioral Pediatrics Clinical Practice Guideline for the Assessment and Treatment of Children and Adolescents with Complex Attention-Deficit/Hyperactivity Disorder: Process of Care Algorithms. J Dev Behav Pediatr, 2020,41 (Suppl 2S):S58 - S74.

(张劲松)

主要参考文献

[1] 何山,张劲松,王周烨,等.婴儿和学龄前幼儿诊断性评估中文版注意缺陷多动障碍模块的效度和信度[J].中国心理卫生杂志,2021,35(5):370-375.

[2] 解雅春,张敏,刘晓,等.学龄前注意缺陷多动障碍儿童的视觉-运动整合能力[J].中国心理卫生杂志,2013,27(9):665-668.

[3] 李伟,张劲松,帅澜,等.学龄前注意缺陷多动障碍儿童症状与父母心理健康状况的相关研究[J].中国儿童保健杂志,2018,26(10):1048-1051.

[4] 李伟,张劲松,帅澜,等.学龄前注意缺陷多动障碍儿童主要照养父母的执行功能[J].教育生物学杂志,2018,6(4):191-196.

[5] 刘加海,杨锆,徐方忠,等.基于不同任务难度的注意缺陷多功能障碍(ADHD)儿童与正常儿童的手部运动协调性差异研究.浙江大学学报:理学版[J].2013,40(3):339-343.

[6] 路腾飞,帅澜,张劲松,等.中文版学龄前儿童执行功能行为评定问卷(BRIEF-P)父母版的效度和信度[J].中国心理卫生杂志,2017,31(2):138-143.

[7] 路腾飞,帅澜,张劲松.学龄前注意缺陷多动障碍儿童的行为治疗和药物治疗[J].教育生物学杂志,2015,3(2):97-101.

[8] 潘景雪,张劲松,帅澜,等.学龄前儿童注意缺陷多动障碍共患对立违抗性障碍执行功能的研究[J].中华精神科杂志,2018,51(3):182-187.

[9] 苏余,张韧仁,陈宏,等.运动干预改善注意缺陷多动障碍儿童平衡能力及认知功能研究[J].四川体育科学,2019,38(6):51-54,67.

[10] 谈晓轶,池霞,梁沂,等.持续性操作测验在学龄前儿童注意缺陷多动障碍诊断中应用价值探讨[J].南京医科大学学报,2012,32(12):727-730.

[11] 王鹭,黄彦科,江文庆,等.学龄前儿童注意缺陷多动障碍筛查量表的研究进展[J].中国儿童保健杂志,2018,26(10):1100-1103.

[12] 杨月欣,苏宜香,汪之顼,等.中国学龄前儿童膳食指南[J].中国儿童保健杂志,2017,25(4):325-327.

[13] 张慧凤,张劲松,帅澜,等.学龄前儿童中文版SNAP-Ⅳ评定量表父母版的信效度检验[J].中国儿童保健杂志,2016,24(12):1253-1256.

[14] 郑毅,刘靖.注意缺陷多动障碍防治指南[M].2版.北京:中华医学电子音像出版社,2015.

[15] 中华医学会儿科学分会发育行为学组.注意缺陷多动障碍早期识别、规范诊断和治疗的儿科专家共识[J].中华儿科杂志,2020,58(3):188-193.

［16］雷吉娜·帕利(Regina Pally).反思的爱：看见自己，看见孩子［M］.戴艾芳，译.北京：中国轻工业出版社，2019.

［17］Antshel K M, Russo N. Autism spectrum disorders and ADHD: overlapping phenomenology, diagnostic issues, and treatment considerations ［J］. Curr Psychiatry Rep, 2019, 21(5):34.

［18］Barbaresi W, Campbell L, Diekroger E, et al. The Society for developmental and behavioral pediatrics clinical practice guideline for the assessment and treatment of children and adolescents with complex attention-deficit/hyperactivity disorder: process of care algorithms ［J］. J Dev Behav Pediatr, 2020, 41:35 - 57.

［19］Barkley R A. Attention-deficit hyperactivity disorder: a handbook for diagnosis andtreatment ［J］. New York: Guilford Press, 2006.

［20］Bendiksen B, Svensson E, Aase H, et al. Co-Occurrence of ODD and CD in Preschool Children With Symptoms of ADHD ［J］. J Atten Disord, 2017, 21(9):741 - 752.

［21］Bélanger S A, Andrews D, Gray C, et al. ADHD in children and youth: part 1-etiology, diagnosis, and comorbidity ［J］. Paediatr Child Health, 2018, 23(7):447 - 453.

［22］Bor W, Sanders M R, Markie-Dadds C. The effects of triple p-positive parentingprogram on preschool children with co-occurring disruptive behavior and attentional/hyperactive difficulties ［J］. Abnormal Child Psychol, 2002, 30(6):571 - 587.

［23］Briegel W. Parent-child interaction therapy (PCIT)］ ［J］. Z Kinder Jugendpsychiatr Psychother, 2016, 44(6):455 - 465.

［24］Bundgaard A K, Bilenberg N, Asmussen J, et al. Disturbed sleep and activity in toddlers with early signs of ADHD ［J］. Eur Psychiatry, 2017, 41(S1):S125 - S126.

［25］Chang J P C, Su K P, Mondelli V, et al. High-dose eicosapentaenoic acid (EPA) improves attention and vigilance in children and adolescents with attention deficit hyperactivity disorder (ADHD) and low endogenous EPA levels ［J］. Transl Psychiatry, 2019, 9(1):1 - 9.

［26］Checa-Ros A, Jeréz-Calero A, Molina-Carballo A, et al. Current evidence on the role of the gut microbiome in ADHD pathophysiology and therapeutic implications ［J］. Nutrients, 2021, 13(1):249.

［27］Craig S G, Weiss M D, Hudec K L, et al. The functional impact of sleep disorders in children with ADHD ［J］. J Atten Disord, 2020, 24(4):499 - 508.

［28］Curchack-Lichtin J T, Chacko A, Halperin J M. Changes in ADHD symptom endorsement: preschool to school age ［J］. J Abnorm Child Psychol, 2014, 42(6):993 - 1004.

［29］Daley D, Birchwood J. ADHD and academic performance: why does ADHD impact on academic performance and what can be done to support ADHD children in the classroom ［J］. Child Care Health Dev, 2010, 36(4):455 - 464.

［30］Daley D, Jones K, Hutchings J, et al. Attention deficit hyperactivity disorder in pre-school children: current findings, recommended interventions and future directions

〔J〕. Child Care Health Dev, 2009,35(6):754 - 766.

〔31〕 Daley D, Jones K, Hutchings J, et al. Attention deficit hyperactivity disorder in pre-school children: current findings, recommended interventions and future directions 〔J〕. Child Care Health Dev, 2009,35(6):754 - 766.

〔32〕 Darling K A, Eggleston M J F, Retallick-Brown H, et al. Mineral-vitamin treatment associated with remission in attention-deficit/hyperactivity disorder symptoms and related problems: 1-year naturalistic outcomes of a 10-week randomized placebo-controlled trial 〔J〕. J Child Adolesc Psychopharmacol, 2019,29(9):688 - 704.

〔33〕 Datyner A, Kimonis E R, Hunt E, et al. Using a novel emotional skills module to enhance empathic responding for a child with conduct disorder with limited prosocial emotions 〔J〕. Clin Case Stud, 2016,15(1):35 - 52.

〔34〕 Diamond A. Executive functions 〔J〕. Annu Rev Psychol, 2013,64:135 - 168.

〔35〕 EfronD, Lycett K, Sciberras E. Use of sleep medication in children with ADHD 〔J〕. Sleep Med, 2014,15(4):472 - 475.

〔36〕 Evans S, Ling M, Hill B, et al. Systematic review of meditation-based interventions for children with ADHD 〔J〕. Eur Child Adolesc Psychiatry, 2017,27(1):9 - 27.

〔37〕 Eyberg S. Parent-Child Interaction Therapy: Integration of Traditional and Behavioral Concerns 〔J〕. Child Fam Behav Ther, 1988,10(1):33 - 46.

〔38〕 Faraone S F, Banaschewski T, David Coghill D, et al. World Federation of ADHD international consensus statement: 208 evidence-based conclusions about the disorder 〔J〕. Neurosci Biobehav Rev, 2021,128:789 - 818.

〔39〕 Fonagy P, Luyten P. A developmental, mentalization-based approach to the understanding and treatment of borderline personality disorder 〔J〕. Dev Psychopathol, 2009,21(4): 1355 - 1381.

〔40〕 Gair S L, Brown H R, Kang S, et al. Early development of comorbidity between symptoms of ADHD and anxiety 〔J〕. Res Child Adolesc Psychopathol, 2021,49(3): 311 - 323.

〔41〕 Halperin J M, Marks D J, Chacko A, et al. Training executive, attention, and motor skills (TEAMS): a preliminary randomized clinical trial of preschool youth with ADHD 〔J〕. J Abnorm Child Psychol, 2020,48(3):375 - 389.

〔42〕 Halperin J M, Marks D J. Practitioner review: assessment and treatment of preschool children with attention-deficit/hyperactivity disorder 〔J〕. J Child Psychol Psychiatry, 2019,60(9):930 - 943.

〔43〕 Harstad E, Shults J, Barbaresi W, et al. α2-adrenergic agonists or stimulants for preschool-age children with attention-deficit/hyperactivity disorder 〔J〕. JAMA, 2021, 325(20):2067 - 2075.

〔44〕 Harvey E A, Lugo-Candelas C I, Breaux R P. Longitudinal changes in individual symptoms across the preschool years in children with ADHD 〔J〕. J Clin Child Adolesc Psychol, 2015,44(4):580 - 594.

〔45〕 Hirschtritt M E, Lee P C, Pauls D L, et al. Lifetime prevalence, age of risk, and genetic relationships of comorbid psychiatric disorders in Tourette syndrome [J]. JAMA Psychiatry, 2015,72(4):325 – 333.

[46] Hoza B, Shoulberg E K, Tompkins C L, et al. Moderate-to-vigorous physical activity and processing speed: predicting adaptive change in ADHD levels and related impairments in preschoolers [J]. J Child Psychol Psychiatry, 2020, 61(12):1380 – 1387.

[47] Humphrey N, Barlow A, Wigelsworth M, et al. A cluster randomized controlled trial of the Promoting Alternative Thinking Strategies (PATHS) curriculum [J]. J Sch Psychol, 2016,58:73 – 89.

[48] Ilott N E, Saudino K J, Asherson P. Genetic influences on attention deficit hyperactivity disorder symptoms from age 2 to 3: a quantitative and molecular genetic investigation [J]. BMC Psychiatry, 2010,10:102.

[49] Jenna B A, O'Neill S, Rajendran M K, et al. Do preschoolers' nuropsychological functioning and hyperactivity/inattention predict social functioning trajectories through childhood [J]. J Pediatr Psychol, 2020,45(7):793 – 802.

[50] Kabat-Zinn J, Kabat-Zinn M. Mindful parenting: Perspectives on the heart of the matter [J]. Mindfulness, 2021,12(2):266 – 268.

[51] Kirby D D. Parents' and children's ADHD in a family system [J]. J Abnorm Child Psychol, 2017,45(3):519 – 525.

[52] Kumperscak H G, Gricar A, Ülen I, et al. A pilot randomized control trial with the probiotic strain Lactobacillus rhamnosus GG (LGG) in ADHD: children and adolescents report better health-related quality of life [J]. Front Psychiatry, 2020,11:181.

[53] Lange A M, Daley D, Frydenberg M, et al. The effectiveness of parent training as a treatment for preschool attention-deficit/hyperactivity disorder: study protocol for a randomized controlled, multicenter trial of the New Forest Parenting Program in everyday clinical practice [J]. JMIR Res Protoc, 2016,5(2):e51.

[54] Lelong M, Zysset A, Nievergelt M, et al. How effective is fine motor training in children with ADHD? A scoping review [J]. BMC Pediatr, 2021,21(1):1 – 21.

[55] Lenze S N, Pautsch J, Luby J. Parent-child interaction therapy emotion development: A novel treatment for depression in preschool children [J]. Depress Anxiety, 2011,28(2):153 – 159.

[56] Mah J, Murray C, Locke J, et al. Mindfulness-enhanced behavioral parent training for clinic-referred families of children with ADHD: a randomized controlled trial [J]. J Atten Disord, 2021,25(12):1765 – 1777.

[57] Ma J. Family-based Intervention for Chinese families of children with attention deficit hyperactivity disorder (ADHD) in Hong Kong, China [J]. Aust N Z J Fam Ther, 2021,42.

[58] Ma J L C, Lai K Y C, Xia L L L. Treatment efficacy of multiple family therapy for Chinese families of children with attention deficit hyperactivity disorder [J]. Fam

Process, 2018,57(2):399 - 414.

[59] Mcgoey K E, Dupaul G J, Haley E, et al. Parent and teacher ratings of attention-deficit/hyperactivity disorder in preschool: the ADHD rating scale-Ⅳ preschool version [J]. J Psychopathol Behav, 2007,29(4):269 - 276.

[60] Mehri M, Chehrzad M M, Mardani A, et al. The effect of behavioral parent training on sleep problems of school-age children with ADHD: a parallel randomized controlled trial [J]. Arch Psychiatr Nurs, 2020,34(4):261 - 267.

[61] O'Neill S, Rajendran K, Mahbubani SM, et al. Preschool predictors of ADHD symptoms and impairment during childhood and adolescence [J]. Curr Psychiatry Rep, 2017,19(12):95.

[62] Overgaard K R, Aase H, Torgersen S, et al. Co-occurrence of ADHD and anxiety in preschool children [J]. J Atten Disord, 2016,20(7):573 - 580.

[63] Pauli-Pott U, Mann C, Becker K. Do cognitive interventions for preschoolers improve executive functions and reduce ADHD and externalizing symptoms? A meta-analysis of randomized controlled trials [J]. Eur Child Adolesc Psychiatry, 2021,30(10):1503 - 1521.

[64] Pärtty A, Kalliomäki M, Wacklin P, et al. A possible link between early probiotic intervention and the risk of neuropsychiatric disorders later in childhood: a randomized trial [J]. Pediatr Res, 2015,77(6):823 - 828.

[65] Raine A, Portnoy J, Liu J, et al. Reduction in behavior problems with omega-3 supplementation in children aged 8 - 16 years: a randomized, double-blind, placebo-controlled, stratified, parallel-group trial [J]. J Child Psychol Psychiatry, 2015, 56 (5):509 - 520.

[66] Reale L, Bartoli B, Cartabia M, et al. Comorbidity prevalence and treatment outcome in children and adolescents with ADHD [J]. Eur Child Adolesc Psychiatry, 2017,26: 1443 - 1457.

[67] Riddle M A, Yershova K, Lazzaretto D, et al. The Preschool attention-deficit/hyperactivity disorder treatment study (PATS) 6-year follow-up [J]. J Am Acad Child Adolesc Psychiatry, 2013,52(3):264 - 278, e2.

[68] Sarah O, Schneiderman R L, Rajendran K, et al. Reliable ratings or reading tea leaves: Can parent, teacher, and clinician behavioral ratings of preschoolers predict ADHD at age six [J]. J Abnorm Child Psychol, 2014,42(4):623 - 634.

[69] Scapillato M. Use of the multiple family group therapy in managing children's ADHD [J]. ADHD Rep, 2003,11(3):9 - 15.

[70] Schneider H, Ryan M, Mahone E M. Parent versus teacher ratings on the BRIEF-preschool version in children with and without ADHD [J]. Child Neuropsychol, 2019,26(1):1 - 16.

[71] Sciberras E, Fulton M, Efron D, et al. Managing sleep problems in school aged children with ADHD: a pilot randomised controlled trial [J]. Sleep Med, 2011, 12 (9):932 - 935.

［72］ Sciberras E, Lycett K, Efron D, et al. Anxiety in children with attention-deficit/ hyperactivity disorder ［J］. Pediatrics, 2014,133(5):801 - 808.

［73］ Scionti N, Cavallero M, Zogmaister C, et al. Is cognitive training effective for improving executive functions in preschoolers? A systematic review and meta-analysis ［J］. Front Psychol, 2020,10:2812.

［74］ Senn T E, Espy K A, Kaufmann P M. Using path analysis to understand executive function organization in preschool children ［J］. Dev Neuropsychol, 2004,26(1):445 - 464.

［75］ Shaw P, Malek M, Watson B, et al. Development of cortical surface area and gyrification in attention-deficit/hyperactivity disorder ［J］. Biol Psychiatry, 2012,1,72 (3):191 - 197.

［76］ Shrestha M, Lautenschleger J, Soares N. Non-pharmacologic management of attention-deficit/hyperactivity disorder in children and adolescents: a review ［J］. Transl Pediatr, 2020, 9 (Suppl 1):S114 - S124.

［77］ Shuai L, Daley D, Wang Y F, et al. Executive function training for children with attention deficit gyperactivity disorder ［J］. Chin Med J (Engl), 2017,130(5):549 - 558.

［78］ Shuai L, Wang Y Y, Li W, et al. Executive function training for preschool children with ADHD: a randomized controlled trial ［J］. J Atten Disord, 2021,25(14):2037 - 2047.

［79］ Silber M J. Mentalization-based group intervention for parents of children with attention-deficit/hyperactivity disorder ［R］. Rutgers The State University of New Jersey, Graduate School of Applied and Professional Psychology, 2021.

［80］ Siu A F Y. Effectiveness of Group Theraplay® on enhancing social skills among children with developmental disabilities ［J］. International Journal of Play Therapy, 2014,23(4):187.

［81］ Susan B, Restifo K. Mindful parenting: a guide for mental health practitioners ［M］. Amsterdam: Springer, 2015.

［82］ Thomas R, Abell B, Webb H J, et al. Parent-child interaction therapy: a meta-analysis ［J］. Pediatrics, 140(3):e20170352.

［83］ Thompson M J, Laver-Bradbury C, Lange AM, et al. Adapting and implementing ADHD parent training intervention across w estern and non-western cultural settings: the experience of the New Forest Parenting Programme in China, Denmark, Hong Kong, Japan, and the UK ［J］. Psych J, 2017,1:83 - 97.

［84］ Tucker C, Schieffer K, Wills T J, et al. Enhancing social-emotional skills in at-risk preschool students through theraplay based groups: The sunshine circle model ［J］. Int J Play The, 2017,26(4):185.

［85］ van den Bergh B R, Mennes M, Stevens V, et al. ADHD deficit as measured in adolescent boys with a continuous performance task is related to antenatal maternal anxiety ［J］. Pediatr Res, 2006,59(1):78 - 82.

［86］ van der Veen-Mulders L, Nauta M H, Timmerman M E, et al. Predictors of discrepancies between fathers and mothers in rating behaviors of preschool children with and without ADHD ［J］. Eur Child Adolesc Psychiatry, 2017,26(3):365 − 376.

［87］ Verlaet A A J, Maasakkers C M, Hermans N, et al. Rationale for dietary antioxidant treatment of ADHD ［J］. Nutrients, 2018,10(4):405.

［88］ Wolraich M, Hagan J, Allan C, et al. Clinical practice guideline for the diagnosis, evaluation, and treatment of attention-deficit/hyperactivity disorder in children and adolescents ［J］. Pediatrics, 2019,144(4):e20192528.

［89］ World Health Organization. Guidelines on physical activity, sedentary behaviour and sleep for children under 5 years of age ［R］. Geneva: World Health Organization, 2019.

［90］ Yu C J, Du J C, Chiou H C, et al. Sugar-sweetened beverage consumption is adversely associated with childhood attention deficit/hyperactivity disorder ［J］. Int J Environ Res Public Health, 2016,13(7):678.

［91］ Zablotsky B, Bramlett M D, Blumberg S J. The Co-occurrence of autism spectrum disorder in children with ADHD ［J］. J Atten Disord, 2020,24(1):94 − 103.

［92］ Zhang H F, Shuai L, Zhang J S, et al. Neuropsychological profile related with executive function of Chinese preschoolers with attention-deficit/hyperactivity disorder: neuropsychological measures and behavior rating scale of executive function-preschool version ［J］. Chin Med J (Engl), 2018,131(6):648 − 656.

［93］ Zhang J, Li W, Zhang H, et al. Callous-unemotional traits in Chinese preschool children with attention-deficit/hyperactivity disorder ［J］. Child Adolesc Psychiatry Ment Health, 2021,15(1):35.

中英文对照索引